BUZZ

© Buzz Editora, 2021
© Gizele Monteiro, 2021

Publisher ANDERSON CAVALCANTE
Editora TAMIRES VON ATZINGEN
Assistente editorial JOÃO LUCAS Z. KOSCE
Revisão LIGIA ALVES
Projeto gráfico ESTÚDIO GRIFO
Foto de capa MAXIMO JR.

Dados Internacionais de Catalogação na Publicação (CIP)
de acordo com ISBD

M775v
    Monteiro, Gizele
    Vencendo a diástase: descubra como ter a barriga reta após a gravidez / Gizele Monteiro
    São Paulo: Buzz, 2021.
    184 pp.

ISBN 978-65-86077-80-3

1. Diástase. 2. Músculos do abdômen. 3. Maternidade. I. Título.

	CDD 611.736
2021-513	CDU 617.55

Elaborado por Odilio Hilario Moreira Junior CRB-8/9949

Índice para catálogo sistemático:
1. Músculos do abdômen 611.736 2. Músculos do abdômen 617.55

Todos os direitos reservados à:
Buzz Editora Ltda.
Av. Paulista, 726 – mezanino
CEP: 01310-100 – São Paulo, SP

[55 11] 4171 2317
[55 11] 4171 2318
contato@buzzeditora.com.br
www.buzzeditora.com.br

GIZELE MONTEIRO

VENCENDO A DIÁSTASE

DESCUBRA COMO TER A BARRIGA RETA APÓS A GRAVIDEZ

"Porque Dele e por Ele, para Ele são todas as coisas.
A Ele, a glória, a honra, o domínio, o louvor e a majestade para todo o sempre. Pelos séculos dos séculos. Jesus!"
Romanos 11:36

Ao meu marido, Artur, parceiro em todos os sonhos e projetos. Obrigada por sempre estar comigo. Aliança eterna de amor!

À minha amada filha, Gabriela, que todos os dias me dá uma razão para ser melhor. Te amo, filha. Como eu te amo!

Aos meus pais, Ignácio (*in memoriam*) e Maria, que sempre me ensinaram princípios bons por meio de suas atitudes. Minha mãe querida, que me ensinou o princípio do amor, a obra do Senhor.

09	**PREFÁCIO**	Patricia Maldonado
11	**APRESENTAÇÃO**	Bispa Sonia Hernandes
13	**INTRODUÇÃO**	Igor Padovesi
15	1	Eu e a diástase: como tudo começou
29	2	Por que a minha barriga não volta: o segredo
65	3	As causas invisíveis da sua barriga
83	4	Método Mães Sem Diástase
119	5	A sua barriga tem jeito
149	6	O acelerador de resultados: elimine os 6 maiores sabotadores da sua barriga
175	7	Sua barriga de volta: o próximo passo para uma barriga sem diástase

PREFÁCIO

Sempre me considerei uma pessoa que se cuida e isso significa praticar atividades físicas por, no mínimo, cinco vezes por semana desde a adolescência. Por isso mesmo, e pelo fato de ter engravidado duas vezes enquanto apresentava programas na TV Bandeirantes – o que me obrigava a ser ainda mais vaidosa –, achei que não teria problemas com minha barriga depois das gestações. Ledo engano. Mesmo com todo o preparo físico, hábitos saudáveis e cuidados estéticos e com relação a minha alimentação, depois que minhas duas filhas nasceram, minha barriga parecia que nunca mais ia voltar a ser como era antes. Biquíni era coisa do passado para mim. E eu só tinha 38 anos!

Tentei de tudo até, finalmente, chegar à conclusão de que meu caso era cirúrgico. Quando minha filha mais nova tinha 2 anos, fiz uma abdominoplastia. Não me arrependo, até porque, apesar do desconforto e do investimento financeiro, estava certa de que era a única solução para o meu caso. Depois de uma recuperação lenta, minha barriga realmente melhorou muito, meu médico foi incrível. Mas será que todas as mulheres teriam que passar por todo aquele processo para conseguir usar biquíni se sentindo segura depois de uma gravidez? Eu me perguntava isso desde então.

Os anos passaram e o destino quis que eu conhecesse a Gizele Monteiro, já famosa entre as mamães. Confesso que, como boa jornalista, fui ao encontro dela um pouco cética. Que método milagroso aquela mulher teria criado, afinal?

Bastaram poucos minutos de papo e uma apresentação com fotos. Ao ver os resultados do método que ela aplicava em suas clientes, eu finalmente encontrei a resposta para minha dúvida: não, nem todas as mulheres têm que passar por uma cirurgia para ter sua barriga de volta depois do parto. Durante a conversa, Gizele me contou, inclusive, que, com o método que havia desenvolvido, muitas mães sequer chegam a ter a diástase (confesso que eu nem sabia o nome do que eu tinha tido). E, para minha alegria, mais do que isso: ela me garantiu que, mesmo no meu caso, já com as crianças maiores, o método dela servia perfeitamente para ajudar a afinar a cintura, entre outras coisas que eu queria.

Resultado: cheguei ao nosso encontro incrédula e saí de lá inscrita no curso.

Conhecer a Gizele, no entanto, significou mais do que ser aluna de uma profissional competente, comprometida com o que faz e com as pessoas que acreditam nela. Aos poucos fui descobrindo naquela estudiosa um ser humano especial, sempre pronto a ajudar. E acho que é isso que a faz ter o sucesso que ela tem hoje. Seu foco nem de longe é financeiro. Seu foco é ajudar. Mostrar caminhos. Sempre pensando no bem-estar do outro.

PATRICIA MALDONADO
Jornalista e apresentadora

APRESENTAÇÃO

Quando recebi o convite para escrever a apresentação para este livro, fiquei muito feliz: não só por ter sido escolhida, mas também por dividir a tão bem-sucedida experiência com o método Gizele Monteiro.

Devido à minha função e missão, estou sempre em palcos, diante de uma plateia, quase sempre a perder de vista. E, na ânsia de alcançar a todos, acabei por desenvolver uma postura bem comprometida: estava curvada, corcunda, com dores no corpo (coluna e quadril) e com uma "barriguinha" que nunca tive.

Foi então que procurei a Gizele, buscando ajuda de forma ressabiada, pois esse "capítulo exercícios" na minha vida nunca alcançou resultados que me motivassem ou se tornassem uma solução para os meus problemas. Eu era uma adepta convicta de cirurgia plástica (embora tenha feito só duas) para resolver "probleminhas" com meu corpo. Preciso mantê-lo dentro de um padrão aceitável, por estar em constante exposição não só diante de grandes plateias, como também em todo tipo de mídia, principalmente televisiva.

O método Gizele Monteiro me surpreendeu muito! Abriu-me uma janela para um novo ciclo em minha vida: a prática de exercícios por prazer, pois obtive resultados incríveis em tempo recorde! Aqui vão alguns deles:

- desapareceram as dores nas costas e também no quadril, que já estavam me limitando e me atrapalhando no exercício pleno de minhas funções (principalmente durante a apresentação em shows de música gospel);
- desenvolvi maior consciência corporal;
- corrigi a postura, obtendo resultados já nos primeiros quinze dias;
- desapareceu a "barriguinha" que tanto me incomodava;
- houve o fortalecimento e o desenvolvimento de músculos que estavam esquecidos;

- ocorreu uma mudança em meu corpo, inclusive com emagrecimento.

Preciso ressaltar e reafirmar que o método Gizele Monteiro veio para me mostrar que a combinação de exercícios não só promove um resultado que é possível conferir rapidamente, como também não me atrapalha na realização das minhas demais atividades (que são muitas), pois não me deixa com o corpo dolorido. É terrível a gente treinar e ficar sem conseguir se mexer depois.

A assistência que recebi, os exercícios que me desenvolveram e fortaleceram para uma nova postura, o profissionalismo e a abrangência que resultaram em benefícios que foram muito além da que minha queixa inicial (da minha postura) ainda me despertaram para um novo tempo em minha relação com meu corpo, que mudou para muito melhor, e, diga-se de passagem, estando eu já na casa dos 60 anos! Não só sou fã como também sou praticante do método Gizele Monteiro.

Quanto à própria Gizele, me faltam palavras para expressar a pessoa maravilhosa que ela é!

Desejo que, ao ler este livro, você possa continuar esta minha narrativa, recebendo experiências tão transformadoras quanto as minhas!

Deus te abençoe!

Bispa SONIA HERNANDES

INTRODUÇÃO

O desejo de recuperar o corpo que tinha antes dos filhos é um dos principais anseios de toda mulher que se tornou mãe.

Depois de muitos anos atuando como obstetra, observo que, mesmo quando as mulheres não trazem espontaneamente essa queixa, quando é perguntada a respeito, a maioria demonstra insatisfação. E passadas as modificações transitórias da gravidez, que em média vão embora dois meses depois do parto (inchaço, aumento do peso, regressão do útero etc.), as marcas permanentes no corpo feminino se concentram em dois locais: as mamas e a barriga.

Especialmente depois da amamentação, a maioria das mulheres observa as mamas ficarem mais flácidas e pendentes. E infelizmente esse é um problema cuja solução, via de regra, é apenas cirúrgica. Mas, como as mamas ficam escondidas, muitas mulheres contornam o problema com o uso de acessórios (como sutiãs *push up*) e não se incomodam com isso.

Já a barriga é um problema bem maior. Ainda mais em nossa cultura, que hipervaloriza a imagem do corpo feminino. E o principal motivo que leva à aparência indesejada da barriga depois da gestação é algo que pode ser corrigido na maioria dos casos sem cirurgia: a diástase abdominal.

Fico muito satisfeito em ver que hoje em dia esse tema se popularizou, permitindo que tantas mulheres possam identificar e tratar corretamente a diástase. Até bem pouco tempo atrás, era um assunto quase desconhecido e restava às mulheres se conformarem com a "barriga de grávida" como algo inerente à maternidade.

Gizele Monteiro sem sombra de dúvida é a maior voz nacional sobre esse assunto e já auxiliou milhares de mulheres depois de tantos anos conscientizando a respeito do problema e orientando na prevenção e tratamento correto da diástase sem cirurgia.

Melhorar a autoestima de uma mulher é algo muito poderoso e capaz de impactar positivamente em muitas outras esferas da vida pessoal, profissional, no relacionamento, na sexualidade e até na redução dos índices de depressão.

Parabéns, Gizele, pelo seu trabalho e por transformar a vida de tantas mulheres!

DR. IGOR PADOVESI
Ginecologista e obstetra formado pela pela USP e instrutor na pós-graduação do Hospital Albert Einstein
Sócio-fundador da Lalutie Clinic e SPMothers
igorpadovesi.com.br

1   EU E A DIÁSTASE: COMO TUDO COMEÇOU

"Consegui voltar a minha barriga. Ela ficou melhor do que na primeira gravidez. Ficou mais durinha e voltou mais rápido. São exercícios que eu nem imaginava que pudessem ser feitos. Não tenho mais aquele buraco que tinha. Sou muito grata à Gizele e sempre falo e recomendo o trabalho dela."
Adriana Sant'Anna

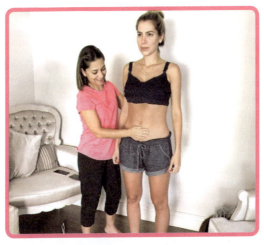

Adriana Sant'Anna é empresária, CEO do MIDAS. Autora do best-seller
Nunca foi sorte (BUZZ Editora, 2019)
@santanaadriana – @metodomidas – @buzzeditora

Escrevi este livro com grandes expectativas.

Uma delas talvez seja um pouco mais ousada, e eu espero ser bem-sucedida: quero impedir que tantas mulheres ao redor do Brasil e também no mundo continuem recorrendo à cirurgia plástica como a única opção para recuperar sua barriga depois da gravidez.

Outras mulheres, ao acreditarem nisso, vão desistir de seu corpo e se conformar com a nova forma que ele assumiu, ao pensarem: "bom, eu fui mãe, tive meus filhos, essa é a consequência e não há nada que eu possa fazer".

Não sei se consigo fazer com que esta mensagem chegue realmente a tantas mulheres. Na verdade, é algo que eu espero conseguir: alcançar o máximo possível de mulheres.

Mas de uma coisa eu sei: você eu consigo!

Você, que está lendo este livro, que é mãe e não deseja passar por uma cirurgia, e, principalmente, não quer desistir de si mesma. Você eu consigo ajudar.

E, para isso, preciso que você siga exatamente o que eu vou compartilhar nestes próximos capítulos.

Vou explicar como foi a chegada que mudou a minha história e me trouxe para a diástase, mas, antes, eu preciso dar uma explicação rápida e direta sobre o que é a diástase, porque, sim, se a sua barriga não voltou, você tem diástase. Ela pode ser maior ou menor. E vou explicar também por que a cirurgia não é uma opção para recuperar a sua barriga.

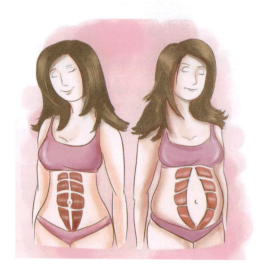

Diástase é uma separação natural que acontece nos músculos da barriga da mulher para dar espaço para o bebê crescer.

À medida que o bebê cresce, o líquido amniótico aumenta e começa a pressionar a musculatura abdominal, que responde abrindo e afastando os músculos.

Dessa forma, ocorre uma diástase fisiológica, natural, que permite que os músculos voltem naturalmente depois da gravidez.

Porém, boa parte das mulheres tem uma diástase fora destes padrões naturais, a qual chamamos patológica, pois ocorre algum problema com esse tecido. Nesses casos, há um afastamento maior que o esperado (como natural da gravidez), ou acontece, ainda, um rompimento desse tecido que liga os músculos abdominais.

Quando isso ocorre, a pele é forçada, os músculos ficam mais fracos, a postura é alterada e o períneo perde muita força.

Então, após a gravidez, essa diástase patológica não deixa os músculos e a pele voltarem. Com isso, toda a estética e a organização da barriga e do corpo ficam prejudicadas.

A diástase, com isso, provoca vários tipos de barriga e não permite que ela seja recuperada, mesmo depois de anos.

Mais adiante, explicarei sobre os tipos de barriga.

No entanto, agora, é importante você entender que, independentemente do tempo em que sua barriga está assim, do seu tipo de barriga, de a sua pele ter ficado flácida junto ou de você ter um caso já considerado cirúrgico, é possível reverter essa diástase e ter sua barriga de volta sem a cirurgia.

Talvez você esteja dizendo agora: "mas, Gizele, você não conhece a minha história e não viu como está a minha barriga. Ela não tem jeito. Já tentei de tudo".

Bom, eu posso não conhecer exatamente a sua história, mas hoje tenho mais de 16 mil alunas. Apesar de a sua história ser única e pessoal, vou lhe dizer que já ouvi muitas e muitas histórias e elas se repetem em vários aspectos. Todas têm sua barriga alterada e sentem muita frustração, porque várias e várias vezes já tentaram de tudo, com todos os tipos de tratamento. Muitas têm um diagnóstico já considerado cirúrgico e impossível de ser revertido com exercícios. Isso dito por vários médicos. Então, eu conheço o caminho, e, ao ler este livro, a cada passo apresentado nos capítulos, você entenderá por que é possível ter a sua barriga de volta.

Eu nunca aceitei e ainda não posso aceitar que a chegada de um filho, algo tão milagroso e abençoado, possa se transformar numa dor silenciosa, algo tão ruim para a mulher.

Um filho não pode ser o motivo de você perder a sua autoestima e a sensação de se sentir bem e bonita ao se olhar no espelho.

Você não pode olhar para o seu filho e sentir alegria e olhar para a sua barriga ou para o seu corpo e sentir tristeza por esta benção ter deixado uma marca que você não aceita.

Vejo muitas mulheres num conflito terrível, tentando se aceitar e ao mesmo tempo se sentindo culpadas por este sentimento ruim que inunda seu interior.

Muitas entram em depressão e sofrem caladas.

Mas aqui eu lhe dou uma esperança... Você pode recuperar sua barriga.

Para a gente se alinhar em relação às suas expectativas, vou lhe explicar só mais uma coisa sobre como este livro foi estruturado: primeiro, eu vou dar uma visão geral de como tudo isso começou na minha vida. Depois, vou apresentar as dúvidas e todo o caminho que as mulheres trilham por anos, frustrando-se, até explicar tudo o que você, assim como todas que me procuram, e deseja saber.

A chegada que mudaria minha VIDA, minha HISTÓRIA e transbordaria para a vida de muitas mulheres no mundo

Eu não sabia, mas a chegada da minha filha mudaria a minha vida e a de muitas mulheres para sempre.

Era dezembro de 2008, um mês especial por causa do Natal. A chegada da minha princesa Gabi perto daquele Natal trouxe o que eu nunca poderia imaginar.

E minha filha amada me colocou na ROTA DA DIÁSTASE.

Depois de anos da minha vida acadêmica e do meu mestrado, que finalizei em 1998, estudando tudo sobre o que a gravidez provoca no corpo da mulher, criar um método naquela época era algo que eu nem imaginava.

"Nem olhos viram, nem ouvidos ouviram, nem jamais penetrou no coração do homem, o que Deus tem preparado para aqueles que O amam." 1 Coríntios 2:9

Eu não tinha noção do quanto a vida de muitas mulheres poderia ser fria e escura pelas tais marcas da maternidade, que, ao mesmo tempo que trazem tanto amor e milagre, também revelam um lado secreto, com a dor, a frustração e a autoestima alterada.

Até ser mãe, eu vivia no universo materno como uma profissional, pesquisadora, personal e uma incansável estudiosa da área.

A diástase já era minha conhecida havia anos. Eu a estudava fazia muito tempo.

Mas foi somente estando nas *conversas de mães*, e não mais como uma profissional, que meu alerta ligou.

Eu tinha ultrapassado uma barreira e entrado num "lugar secreto" que nunca encontrei com minhas alunas e muito menos nos artigos científicos, e menos ainda tinha a ideia da dor e do conflito de alma que a maioria das mães carregava.

E foi justamente por causa de todo o meu conhecimento que eu pude captar os *códigos secretos dos olhares e das palavras*.

Algo que estava escondido... lá no oculto, no mais profundo emocional, a grande frustração, o conflito e a baixa autoestima que muitas mulheres carregavam: de um lado, a maior benção e amor da sua vida, e, do outro, a maior dor e frustração que acabavam com a sua autoestima – a maternidade *versus* a autoestima e a grande mudança de sua barriga e corpo.

Somente depois de ser mãe eu consegui mergulhar no mundo obscuro da diástase.

E talvez agora você se pergunte: "mas como você, Gizele, não percebia isso se atendia a esse grupo de mulheres?".

É aí que está o começo do milagre!

As minhas alunas não sofriam com a diástase. Suas barrigas voltavam rapidamente. Então eu não tinha noção de tamanha dor e da frustração que vocês carregavam.

Minhas alunas não tinham ou sofriam com barrigas deformadas pela gravidez.

O método que eu utilizava, a seleção criteriosa de exercícios que aplicava com minhas alunas, *prevenia a diástase*, o que fazia com que elas voltassem rapidamente a ter o corpo de antes.

Então, no pós-parto, elas tinham a barriga reta, chapada em tempo recorde.

E tudo acontecia de forma natural. Não havia nada que impedisse a volta por causa da memória muscular e do fortalecimento especial que meu método de trabalho tinha e tem.

Agora, talvez a sua segunda pergunta seja: "mas, Gizele, como as mulheres não sabiam sobre a diástase? Como a gente não sabia sobre isso?".

Pois é! Até hoje ainda existem mulheres que descobrem a diástase por causa dos meus vídeos, dos meus conteúdos. Acredite, mas as mulheres ainda não sabem.

Além disso, há um outro detalhe importante. Ninguém tinha noção dessa realidade, da deformidade das barrigas, a não ser, claro, o cirurgião plástico.

E mais... naquela época, a internet não era tudo o que é hoje.

A gente não tinha esse *boom* das "blogueiras fitness". Nem as "mamães fitness" desfilando com seus corpos e barrigas sarados. Então, todas estas informações sobre a diástase e sobre a barriga de grávida que ficava eram totalmente desconhecidas.

Ter o corpo de volta era coisa de celebridades, de mulheres famosas ou mulheres muito ricas, que tinham todos os cuidados e tratamentos. Era surreal aquelas celebridades posando nas capas de revista.

Ou, claro, alguém que tinha a tal genética muito privilegiada. Sim, esta tal genética abençoa algumas mulheres.

Voltando à minha descoberta...

Ser mãe me conectou com as mães de outra forma.

Eu não aceitava que algo tão milagroso pudesse causar frustração e depressão nas mulheres por causa do corpo que, em muitos casos, tinha ficado deformado.

Comecei a ouvir e a ver as lamentações sobre a tal barriga que não volta, sobre só resolver com cirurgia. Mães frustradas com seu corpo.

O meu olhar de especialista me fez enxergar que agora eu *precisava* não só aplicar esse conhecimento com as minhas alunas, mas também com outras mulheres.

Eu podia ajudar a devolver a alegria e o prazer de elas se olharem de novo no espelho, recuperarem sua autoestima.

Mulheres com vergonha do corpo, do marido?

E sabe o que é pior?

Eu descobri que muitas gastam rios de dinheiro com tratamentos estéticos que não atacam o problema que o corpo realmente tem.

Aquelas que podem pagar resolvem seu problema com a famosa abdominoplastia (falarei também sobre ela), mas as que não podem amargam durante anos, tentando de tudo para resolver o problema.

Então, só resta ir se conformando com o corpo desse jeito mesmo.

Senti que eu precisava levar estes segredos, explicações e o meu método para mais mulheres.

O que eu fazia com as minhas alunas eu precisava disponibilizar para outras mulheres.

Eu sabia por que isso acontecia, sabia o que fazer para não acontecer e *sabia* o que fazer para recuperar a barriga de antes da gestação.

Definitivamente, as mulheres precisavam saber disso, precisavam ter o meu método.

Esse método dava um corpo que minhas alunas amavam, a ponto de muitas falarem que nunca tiveram a barriga tão durinha, ou a cintura marcada como se estivessem usando uma cinta modeladora. Outras, que já tinham recuperado a barriga, diziam que ela estava melhor que antes da gravidez, mesmo treinando.

Fato! Isso não podia mais ficar só comigo.

E a internet foi, inclusive, a forma natural por meio da qual isso foi acontecendo. À medida que as seguidoras chegavam, conforme eu postava resultados, consequentemente eu também era procurada para treinarem comigo.

Eu já tinha a agenda bem concorrida, lotada.

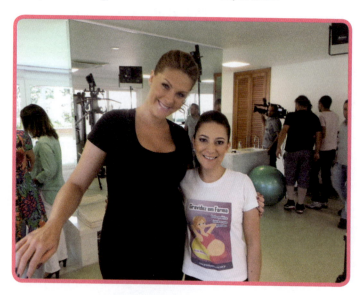

Gravação com Ana Hickmann.

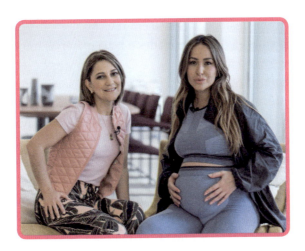

Entrevista para o canal do YouTube da Sabrina Sato.

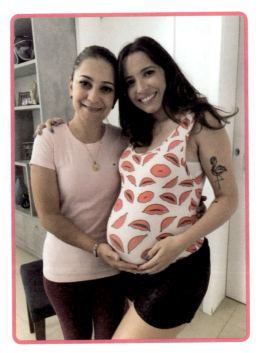

Gravação para o canal do YouTube da Taciele Alcolea.

Eu já tinha destaque na TV e em revistas.

Era consultora de celebridades e fazia matérias importantes para o segmento materno.

O programa on-line já era uma realidade, sem eu perceber.

Eu tinha as minhas alunas de consultoria – na época, era chamado treino a distância. Várias alunas que treinavam a distância e que moravam em outros lugares, inclusive fora do Brasil, procuravam meu trabalho porque eu era especialista e só atendia ao público materno.

E essas alunas já tinham resultados que antes pareciam impossíveis.

A Harue foi uma das minhas primeiras alunas.

Após descobrir sua gravidez e pesquisar bastante, ela me procurou porque não sentiu segurança nos profissionais com que conversou na Alemanha, então acertamos os treinos. Cuidei dela durante toda a gravidez, até sua recuperação completa.

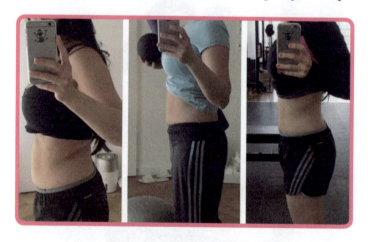

"O programa deu tão certo pra mim que eu não precisei comprar nenhuma roupa de gestante. A praticidade de ter um programa para fazer em casa me ajudou muito no pós-parto. Eu nem sei o que teria acontecido se eu não tivesse tido os programas da Gizele. Para mim foi maravilhoso."

Ainda mais uma surpresa – as mulheres descobriram a diástase
Duas coisas aconteceram que mudaram o rumo do meu trabalho.

A primeira coisa...

A cantora Sandy, sim, a queridinha de todos, declarou em uma entrevista que teve diástase.

> **SANDY COMENTA DIÁSTASE APÓS A GRAVIDEZ:**
> "Lutando para a barriga voltar para o lugar".

Diástase? Como assim? O que é isso?

A mídia enlouqueceu com esse relato e esse nome estranho.

Mas ela mal sabia que, ao declarar isso, as mulheres *descobririam* que a *diástase* era a verdadeira vilã e o que deixava a barriga tão deformada, impedindo que ela voltasse ao normal depois da gravidez.

Assimilaram esse nome estranho – *diástase* – muito facilmente.

Diástase na boca da Sandy pareceu uma palavra mágica!

Essa é a vilã? A culpada dessa barriga que não volta?

Tudo aquilo que eu expliquei durante anos veio como uma grande descoberta e, com o poder da internet e da mídia, viralizou.

A segunda coisa...

Agora, já com meu programa on-line criado, as alunas começaram a me enviar suas fotos felizes. Algumas até chorando de emoção e mostrando que, com sete dias, já começavam a ver a barriga melhorando. Sim, incrivelmente, aquela barriga supermole começava a mostrar vida e recuperar "seu durinho".

Então, eu comecei a ver os frutos do meu programa on-line.

Os resultados iniciais ficavam cada vez mais evidentes entre 7 e 15 dias. Eu ia conversando e analisando as fotos que chegavam dessas alunas.

As fotos mostravam a melhora da postura e a diminuição das medidas da diástase.

Conforme elas avançavam no programa, a reversão e o fechamento total da diástase aconteciam, mesmo nos casos que chegavam com diagnóstico cirúrgico.

Vou compartilhar vários exemplos aqui durante todos os capítulos do livro.

Mas veja um dos resultados em 7 dias.

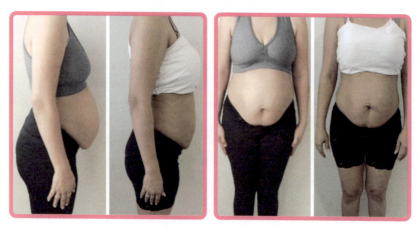

O milagre tinha acontecido! Além das minhas alunas presenciais com resultados maravilhosos, agora as alunas do programa on-line também estavam tendo sua barriga de volta.

Eu me lembro como se fosse hoje quando uma das alunas, que mora na Alemanha, me mandou suas fotos logo cedo. Eu estava preparando meu café quando ela, com 3 dias de programa, escreveu: "Gizele, por favor, me ajude a olhar a foto porque eu estou achando que estou vendo coisas. Além de vendo, também sentindo (risos). Você vê a minha barriga diminuindo? Eu estou sentindo que está mais durinha mesmo?"

"Sim, Márcia, é possível!", respondi.

E, à medida que as alunas continuavam com o programa, o milagre era cada dia mais evidente: a reversão do monstro diástase, que por anos assombrou as mulheres, estava acontecendo.

A pílula rosa – mágica – da melhora da diástase!

Eu não sei a quantas mulheres vou conseguir chegar com minha mensagem. Óbvio que atingir o mundo é algo muito grande, mas ainda assim eu sei que posso alcançar muitas delas.

E agora que a sua vida pode ser transformada, dê este livro de presente para outra mãe. Compre um livro de presente para outra!

Me ajude nesta missão. Há muitas mulheres agora que vão recorrer a uma cirurgia apenas pelo fato de não saberem qual é o caminho e que é possível ter a barriga de volta sem passar por uma cirurgia.

O que é mais poderoso para que essa pequena ação se transforme numa bola de neve e numa grande missão é saber que você eu posso tocar.

E a missão deste livro é colocá-la no caminho para que você possa Vencer a Diástase e juntas possamos alcançar mais mulheres que também a vençam!

2   POR QUE A MINHA BARRIGA NÃO VOLTA: O SEGREDO

"Depois de um ano e de vários tratamentos, achei que ser mãe era assim mesmo. Tinha que me conformar com roupinha comprida, larga. No batizado do meu filho, comprei uma saia com bolinha, bem senhorinha, blusa larga de manga comprida. 'Agora sou mãe, sem vaidade.' Me conformei. 'Vou ser assim agora, eu sou mãe, agora sou velha.' Foi quando conheci a Gizele, que mudou minha vida. Agora uso minhas roupas justas, minhas calças. A Gizele mudou minha vida."
Mariana Tupan – @como_aprender_italiano

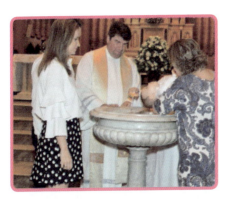

As dúvidas mais comuns

Antes de lhe contar os segredos pelos quais sua barriga não volta, vou responder às dúvidas mais comuns e que praticamente todos os dias chegam às minhas redes sociais.

Vou ser rápida e direta porque, no decorrer deste livro, detalharei cada razão pela qual seu corpo ficou assim e o caminho para que você tenha a barriga de volta, ou até mesmo a barriga que sempre sonhou ter.

E saiba de uma coisa: as mulheres que já recuperaram a barriga amam tanto que continuam fazendo esse treino, porque conseguem entender a façanha de ter uma barriga "melhor" do que elas tinham antes da gravidez.

A diástase melhora/reverte mesmo depois de anos?

Sim, é possível melhorar ou reverter a diástase depois de anos terem se passado. Tenho muitas alunas com mais de dez, mais de quinze anos de pós-parto.

Tenho mais de 40 anos, consigo melhorar/reverter minha diástase?

Sim, é possível melhorar independentemente da sua idade. A idade não impossibilita que você tenha resultados em seus músculos por meio desses exercícios. Também não impossibilita você de reorganizar seu corpo.

Tive várias gestações, é possível melhorar e reverter a diástase?

Sim, mesmo após várias gestações é possível recuperar seu corpo e reverter ou melhorar a diástase. Tenho vários casos de alunas que tiveram 2, 3, 4 filhos.

Tive gravidez de gêmeos, é possível melhorar?

Sim, é possível mesmo depois de uma gravidez de gêmeos reverter a diástase e recuperar sua barriga. Tenho vários casos de alunas que foram mães de gêmeos.

Meu tipo de barriga tem jeito? Já tentei vários tratamentos.

Qualquer tipo de barriga pode ser melhorado. O tipo de barriga não interfere na eficiência do método. O fato de ter feito vários tratamentos sem resultado não significa que seu caso não tenha jeito. Infelizmente, nenhum desses tratamentos atacou a diástase nem as sequelas dela. Também nenhum tratamento teve como foco reorganizar seu corpo, por isso você não obteve melhoras.

Meu médico disse que minha diástase/barriga só irá melhorar com cirurgia.

Muitos médicos ainda desconhecem outra forma de recuperar o corpo, a barriga e a diástase sem cirurgia. Outro ponto é que, como meu trabalho é novo, o que eles conhecem de exercícios não produziu o efeito de melhora, então para eles os exercícios não resolvem. Eles ainda não sabem que existem exercícios especializados e um método totalmente especializado nessas mudanças do corpo. Mas hoje eu já tenho médicos que indicam meu programa e meu método.

Meu médico disse que exercícios não funcionam.

Realmente, os médicos ainda não conhecem tão amplamente essa área e seus exercícios especializados. Como estão acostumados a ver mulheres fazendo exercícios comuns e não obtendo resultados de melhora, generalizam que os exercícios não funcionam. Você verá neste livro muitos resultados e depoimentos de alunas com casos cirúrgicos.

Como saber se minha barriga é gordura ou diástase?

Esta é uma dúvida muito comum. O primeiro passo é fazer o teste da diástase para saber se você está com ela, porque, mesmo com gordura, ela pode estar aí. Porém, se você não estiver com tanto peso a mais, por exemplo, até uns 5 quilos, esses 5 quilos extras não estarão todos concentrados na sua barriga, concorda? Estarão distribuídos pelo seu corpo todo. Portanto a sua barriga está vindo efetivamente da diástase.

E mesmo que você esteja mais acima desses 5 quilos e tenha gordura também na sua barriga, ainda assim precisará de exercícios especializados para a barriga, porque, independentemente do seu peso, ela precisa ser fortalecida. Além disso, o programa também tem exercícios para emagrecimento. Então você já faz as duas coisas juntas, evitando a flacidez comum do emagrecimento sem exercícios.

Preciso emagrecer antes de fazer exercícios para reverter a diástase?

Não, não precisa. Pelo contrário: se você precisa emagrecer, é necessário que faça exercícios para, junto com o emagrecimento, recuperar seu corpo todo, desde a postura até a barriga e o períneo. Se você emagrecer antes, além de ficar com a barriga pendurada, ficará mais flácida – barriga e corpo. Exercícios ajudam a tonificar todo o seu corpo.

A cinta modeladora funciona para a volta da barriga e a recuperação da diástase?

Não. Infelizmente, a cinta não reverte a diástase nem faz você recuperar sua barriga. Ainda existe este mito. Eu reservei uma parte do livro para explicar detalhadamente acerca dos malefícios da cinta e sobre como você perde tempo e dinheiro usando-a.

Se eu engravidar de novo, a diástase vai piorar? Ainda quero ter mais um filho.

Sim, poderá piorar se você engravidar de novo sem recuperar a diástase. Antes, é necessário saber de duas coisas: (1) recuperar seu corpo antes de engravidar de novo; (2) cuidar-se com exercícios certos na próxima gravidez. Esses dois passos são muito importantes. Desta forma, a diástase não voltará. Mas, se você não a recuperar, infelizmente tenho uma má notícia: a diástase e a sua barriga irão piorar.

A diástase volta se eu não fizer nada (volta sozinha)?

Não. Se você está com diástase, ela não voltará sozinha. Você precisa fazer determinados exercícios para a barriga voltar. Engordar, fazer exercícios intensos e errados ou engravidar irão piorar a diástase e a sua barriga.

Depois de revertida a diástase, ela pode voltar?
Mesmo mulheres que nunca engravidaram podem ter diástase. A diástase não é exclusividade de quem foi mãe. Ela é mais comum, mas não é exclusiva. Inclusive, muitas blogueiras fitness têm diástase por causa dos treinos intensos, devido aos exercícios mal selecionados para seu nível de força.

Portanto, mesmo você tendo revertido a diástase, se seu corpo for desorganizado ou se você fizer treinos intensos em relação ao seu nível de força e condicionamento dos músculos, poderá romper de novo a diástase.

Numa nova gravidez, a diástase também volta. Isso porque ela é uma condição natural e que acontece em toda gravidez. Toda gestante tem diástase. Por isso é importante você se recuperar antes de uma nova gravidez e prevenir a piora. Eu cuido da prevenção da piora com o programa Gravidez em Forma – Gravidez Sem Diástase.

Caso não deseje engravidar novamente, é importante manter os aprendizados do meu programa por meio da ativação e da organização corporal. Toda mulher sonha saber quais são os exercícios que chapam a barriga. É uma das perguntas mais comuns feita por todas que desejam ter uma barriga linda. Então é só manter os princípios do meu programa e os exercícios básicos que você sempre terá a barriga chapada.

Pilates é bom para diástase?
Não. Apesar de o Pilates ser uma atividade maravilhosa, infelizmente os exercícios, se não forem muito bem selecionados, também irão forçar seus músculos abdominais.

Depois de revertida, posso voltar aos treinos ou exercícios tradicionais?
Pode, sim, se tiver feito um trabalho de recuperação até o final. Por isso meu programa tem quatro fases. Ele tem também todo o complemento do corpo para que você vá, gradativamente, adap-

tando-o e reorganizando-o. O programa tem uma progressão para recuperar e preparar o corpo, dando a você condições de voltar a fazer os exercícios tradicionais.

Depois de revertida, posso fazer abdominais tradicionais ou agachamento?

Pode, sim, sempre testando os abdominais e, claro, se você tiver feito o trabalho completo. O programa é dividido em quatro fases para que essa recuperação da diástase aconteça, preparando você para o retorno aos treinos comuns. O programa tem também os exercícios de complemento para o corpo. Isso para que você vá aos poucos adaptando e reorganizando o corpo. Temos uma progressão para recuperar e preparar o corpo, dando condições de voltar aos exercícios tradicionais.

Posso correr, pular corda ou fazer saltos com diástase?

Não indico. Seu corpo como um todo, por causa da sua barriga, não está preparado para fazer exercícios com impacto. Os músculos abdominais são responsáveis pela absorção de todo o impacto. Então, imagine o quanto sua coluna, seu quadril estarão desprotegidos.

Posso fazer musculação ou *crossfit* com diástase?

Não indico. Essas são atividades bem intensas, e sobrecarregam seus músculos abdominais e seu períneo. Seus músculos abdominais não estão preparados para o nível de força que essas atividades exigem. Outro ponto é que elas não foram elaboradas para os pontos que seu corpo precisa recuperar. Nenhum dos exercícios é direcionado para isso. Por isso recebo muitas queixas de piora da barriga e da diástase em praticantes dessas modalidades.

Termino de responder às dúvidas com um alerta: a ansiedade de voltar logo aos treinos pode custar caro para sua saúde. Ao longo deste livro, ficará evidente quantas sequelas a diástase deixa no corpo. Uma das minhas alunas exemplifica como é possível, depois da diástase revertida, você voltar aos treinos tradicionais, inclusive a musculação, treinando com cargas intensas para ganhar mais massa muscular.

Essa é minha aluna Ana – atleta de bodybuilding que seguiu meu programa, recuperou a diástase e estabilizou uma hérnia que tinha voltado, mesmo depois de ter operado. Como a diástase não foi revertida, os treinos intensos de musculação fizeram a hérnia, operada, voltar.

Ao longo do programa, aprendeu muito sobre a reorganização do seu corpo e descobriu o poder da ativação abdominal e controle do corpo, durante os exercícios com carga intensa.

A Aninha, além de melhorar a diástase, reorganizar a postura e estabilizar seu corpo, teve resultados melhores na sua definição muscular. Com esses resultados no seu alinhamento, conseguiu ter uma definição muscular em pontos que havia anos treinava para ter e não conseguia.

Tudo isso potencializou o seu ganho de massa muscular e a levou a conquistar o título de vice-campeã em um torneio que tentava fazia tempos.

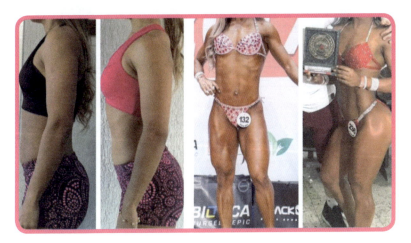

O segredo: por que sua barriga não volta?

Agora que você teve suas principais dúvidas respondidas, vou começar a explicar por que sua barriga não volta.

Sabe, estou cansada de ainda ver as mulheres fazendo cirurgia e gastando uma fortuna com tratamentos. Cansada de ver vocês frustradas por não entenderem qual é o caminho para recuperar a barriga.

Vou apresentar aqui alguns dos relatos que recebo sobre o que muitas mulheres sentem. Talvez estes relatos sejam iguais ou parecidos com os seus.

> "Perdi todas as minhas roupas e não tenho vontade nem de comprar, porque quando me olho no espelho não gosto do que vejo. Moro numa cidade com praia e adorava ir à praia. Hoje evito porque não me sinto bem e não fico feliz."

> "Gizele, morro de vergonha do meu corpo, não tenho coragem de pedir para meu marido tirar as fotos. Ele vai ver como estou realmente e estou desesperada com meu corpo, principalmente com minha barriga. Não dá nem para explicar como ela está e como me sinto."

> Preciso muito de ajuda. A falta de autoestima está acabando com meu casamento, afasto meu marido. Não tenho segurança para nada... E, além de tudo isso, comecei a ter crises de ansiedade. Não é só porque meu corpo está horroroso, claro que tem outros fatores, mas não consigo me olhar no espelho nem vestir as roupas que eu gostava de usar porque qualquer peça marca a barriga, não tem nem como explicar como ela é por escrito. Só vendo para você entender. Conheci seu programa e quero poder desfrutar dele.

> Minha autoestima está lá embaixo... Isso está me impedindo até de trocar de roupa na frente do meu marido. Minha filha já fez 2 anos e meu corpo está horrível, fiz 30 anos. Parece que já tenho mais filhos. Barriga que antes não tinha... agora parece que estou esperando outro bebê, de 4 meses.

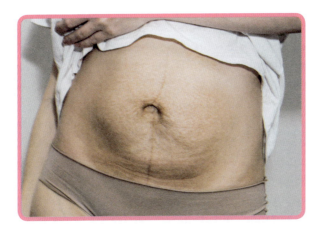

Como você pode ver, são frases fortes, sentimentos fortes. Muitas estão passando por crises pessoais e no casamento. As histórias são muito parecidas.

Busque na sua mente: quantas vezes você já ouviu estas frases?

"Pode se conformar porque agora você é mãe. Essa barriga não sai por nada."

"Agora que você é mãe, não dá para usar mais esse tipo de roupa que marca a barriga. Pode se acostumar com blusas largas."

"Praia, biquíni? Nunca mais na sua vida!"

Eu poderia escrever um livro com todas as frases que já li de vocês.

E sempre me vem à mente o quanto é cruel esse esforço para se autoaceitar nas tais "marcas da maternidade".

Há um esforço para se conformar com o novo corpo.

E sem saber que estas tais "marcas da maternidade" podem ser suavizadas ou até revertidas.

Há também a espera pela mudança (recuperação) numa frase que virou um fio de esperança na cabeça da mulher, mas que, com o passar do tempo, torna-se uma tortura. Você já deve ter ouvido:

"Calma que depois de um ano sua barriga vai melhorar."

O pior é que os meses vão passando neste um ano, e nada de a sua barriga voltar. O tal ano se transforma em anos. E, talvez, esperando, você até tenha engravidado de novo. Isso é muito comum. E depois da segunda ou da terceira gravidez, aí mesmo é que a única esperança que oferecem a você é a arriscada e cara cirurgia – a abdominoplastia.

E quem não consegue fazê-la fica anos caminhando infeliz e frustrada com sua barriga.

A verdade é que seu corpo mudou com a gravidez e você não entende o porquê.

O que ninguém conta quando você vai engravidar: a diástase – revelada a grande culpada da sua barriga.

E aí os meses vão passando e parece até que sua barriga a cada dia fica maior e pior.

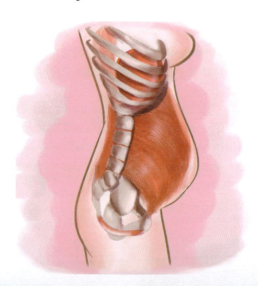

Talvez você não saiba – e tenho até certeza de que nunca ninguém lhe contou – que a barriga não volta sozinha, mesmo depois do tão falado um ano.

E o fato é que, com tudo isso, sua autoestima vai lá pra baixo.

Pois é, na verdade ninguém conta para você ou prepara você para as mudanças tão grandes que acontecem na barriga e no corpo com a gravidez.

Ninguém contou que a sua barriga ficaria desse jeito.

E fica mesmo!

Junto com a diástase, todas as fraquezas do seu corpo pioram a sua barriga.

A vergonha do seu corpo e do marido vai aumentando dia após dia. E as roupas? Perdeu todas ou quase todas. Sobraram, às vezes, só as da gravidez. E você não tem nem vontade de renovar o seu guarda-roupa porque, quando se vê no espelho, não gosta nada do que vê.

Essas são as reclamações e as frustrações de todas que chegam até mim para se tornarem minhas alunas.

Durante a gravidez, as mudanças que aconteceram já deixaram os músculos alterados. E estas alterações continuam mesmo depois da gestação. Nela, os músculos abdominais sofrem alterações para dar espaço para o bebê, havendo também o aumento dos conteúdos, como líquido amniótico, placenta, além do reposicionamento dos órgãos. Com o aumento destes volumes, os músculos abdominais são alongados gradativamente todos os dias, perdendo a força e sendo forçados a abrir na parte central. Isso é a diástase.

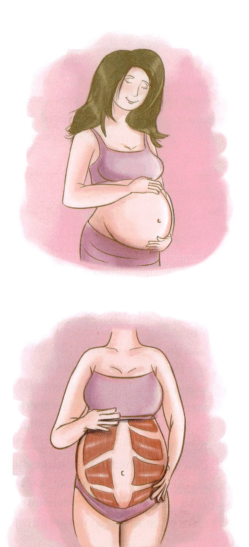

Mas por que ninguém me contou sobre a diástase, Gizele?

Ninguém conta sobre a diástase porque ela ainda é pouco conhecida.
E, na realidade, as suas amigas, sua mãe, e às vezes até seu médico, não sabem direito por que a barriga não volta. Tenho muitas alunas que dizem que nunca foram alertadas pelo obstetra.

Na verdade, eles conhecem o fenômeno da diástase, isto é, a alteração que acontece, mas não sabem como resolver o problema, não sabem que tem jeito e que é possível revertê-la sem cirurgia.

E como fazer uma cirurgia dessas é bastante caro, e muitas mulheres ainda têm medo de encarar os riscos, então vão protelando e tentando de tudo com tratamentos, dietas, exercícios comuns.

Vou falar mais adiante sobre esse ciclo de frustrações no qual você acha que o único caminho possível é a cirurgia.

Mas quero dizer, só para situá-la, que esse caminho que você percorreu ou pensa em percorrer é trilhado por praticamente todas as mulheres que ficaram com a barriga de grávida.

É fato: sua barriga parece de grávida.

E, às vezes, de uma grávida e despencada, tipo avental.

Veja estes dados:

Toda gestante tem diástase, e 90% delas ficam com uma diástase evidente por alguns meses depois da gravidez. Observe que apenas parte delas têm realmente a barriga de volta.

Sabe o que é mais alarmante?

Seis em cada dez mulheres têm diástase que não deixa a barriga voltar. Alguns estudos da década de 1980 mostraram que mais de 60% das mulheres têm a diástase que deixa a barriga disforme, que não volta após a gravidez. Essa diástase provoca vários tipos de barriga.

Com isso, a barriga pode ficar com várias formas.

O local em que a diástase aconteceu determina o tipo de barriga: barriga avental, de grávida, barriga-pochete, rachada, com o estômago alto, com hérnia, maracujá, entre outros que muitas vezes vocês mesmas autonomeiam.

Em todos estes tipos haverá a diástase, isto é, uma região aberta dentro da sua barriga.

Veja:

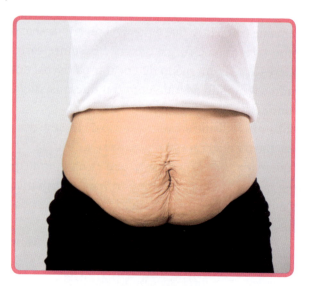

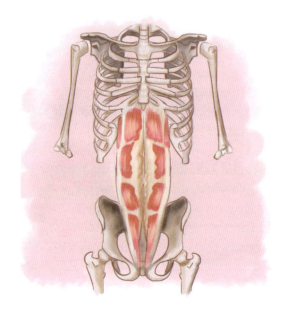

Barriga avental

Todos esses tipos de barriga fazem você ter vergonha do seu corpo, vergonha do parceiro e a cada dia que passa a sua autoestima vai ficando mais abalada.

Primeiro, você tenta se autoaceitar, afinal, teve seu/sua filho(a) tão amado(a). Agora, você é mãe! Mas, com o passar do tempo, as tentativas frustradas de melhora vão afetando cada vez mais o seu emocional.

São roupas que se perdem, você acaba engordando porque se sente frustrada, há coisas que você deixa de fazer por vergonha, ocorre a perda da libido e até mesmo incômodos ou dores com as alterações do seu corpo.

E quando você se olha no espelho, não tem jeito, fica frente a frente com a realidade.

Sempre que faço uma postagem sobre este tema, inúmeras mulheres dizem que não aguentam mais ser confundidas ou questionadas se estão grávidas de novo.

Vamos, então, entender quais são os tipos de barriga e a localização da diástase que provoca cada tipo de barriga?

Tipos de barriga e a localização da diástase

Várias mulheres, quando me acionam e se referem à barriga, dizem: "Gizele, minha barriga ficou como um avental, ou parece que tenho uma pochete abaixo do umbigo, ou fiquei com minha pele como um maracujá enrugado...". Enfim, cada uma de vocês busca demonstrar, a partir destas características e descrições, como sua barriga ficou.

E cada tipo de barriga é provocado por uma localização da diástase.

"Gizele, afinal o que é essa tal diástase?"

Diástase é o afastamento e a separação dos músculos abdominais, que acontece de forma natural durante a gravidez.

Porém, conforme relatei, 6 em cada 10 mulheres (60% das mulheres) têm uma diástase que não deixa a barriga voltar depois do parto. Então, somente quatro mulheres terão sua barriga realmente de volta de forma natural.

Veja onde a diástase está localizada e entenda mais sobre sua barriga.

A diástase pode provocar todos os tipos de barriga deste quadro, conforme a sua localização:

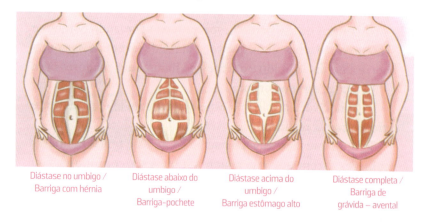

Diástase no umbigo / Barriga com hérnia

Diástase abaixo do umbigo / Barriga-pochete

Diástase acima do umbigo / Barriga estômago alto

Diástase completa / Barriga de grávida – avental

Diferentes localizações da diástase

Conforme mencionei antes, a localização e o tipo da diástase provocam os diferentes tipos de barriga.

Vamos entender um pouco mais sobre esse assunto, assim você poderá se identificar também com algum destes tipos de diástase que vou apresentar.

Barriga avental e caída

A barriga avental acontece por causa de uma diástase maior. Normalmente, pega a região baixa e acima do umbigo. Esta barriga apresenta também muita fraqueza, flacidez e alongamento abdominal.

Na grande maioria das vezes, ao aplicar o teste, você nem consegue identificar a diástase. Sua mão afunda sem conseguir sentir os abdominais.

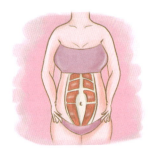 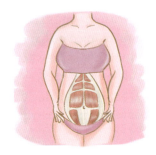

Se você tiver excesso de peso, claro que há também a gordura que estará localizada na sua barriga, então este avental será maior ainda. Porém, o avental pode acontecer mesmo sem excesso de peso, ocorrendo apenas pela grande fraqueza da região.

Além da fraqueza severa, há também alteração postural e períneo fraco.

Confusões que esse tipo de barriga causa:

Você acha que é gordura.

Por causa da grande flacidez muscular e do avental, a barriga normalmente simula a aparência de gordura, então é associada à gordura localizada. E nem sempre há este excesso de gordura.

Você acha que é só a pele sobrando.

A pele flácida junto à barriga dá a impressão de que ela só irá se recuperar com cirurgia. Posteriormente, vou explicar um pouco mais sobre a pele. Mas, acredite: esta pele que parece estar sobrando não é real. E, com os exercícios certos, ela também vai melhorar.

Como disse, a barriga avental gera grande confusão por normalmente ser confundida com excesso de gordura, mas vou mostrar adiante casos que não têm a ver com gordura. Havendo sobrepeso, é importante, junto com o programa e os exercícios para a diástase e recuperação do corpo, ter uma alimentação saudável ou acompanhamento nutricional.

O caso da minha aluna Paula, que eu mencionei anteriormente, é típico de barriga avental sem sobrepeso ou excesso de gordura. Ela já estava magra, mas a barriga continuava muito grande e em avental.

É bem comum, inclusive, as mulheres dizerem ter feito dietas, emagrecerem e a barriga continuar flácida e em avental.

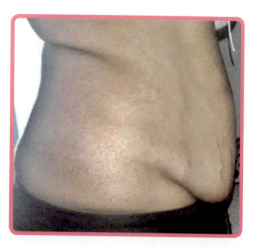

Esse tipo de barriga, devido à flacidez, costuma causar bastante frustração e descrença de que com exercícios será possível melhorar todo o avental e seu próprio aspecto. Mas é possível, sim.

Será rápida a recuperação?

Provavelmente não, pois, além de reorganizar todo o corpo, a postura e a diástase severa, há também a pele que precisa ser recuperada.

A pele tem uma recuperação mais lenta que os músculos.

Então, é preciso entender que teremos tempos diferentes para a recuperação de todas as alterações.

Mas... é importante você entender que, se este for seu tipo de barriga, temos como melhorá-la.

É possível!

Veja os casos a seguir.

Minha aluna Marcela

Depois de quase doze anos da primeira gravidez e sete anos da segunda, Marcela conseguiu recuperar a barriga e vencer a diástase com os exercícios do meu programa, mesmo tendo um diagnóstico e indicação cirúrgica.

E veja como não só recuperou barriga, cintura e corpo, mas sua pele também teve uma melhora muito grande.

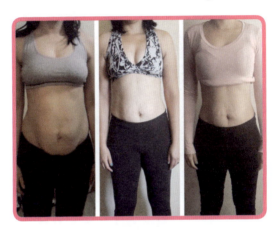

Minha aluna Karinna

Passou por três gestações, sendo a última de gêmeos. Então, obviamente, ficou com muita flacidez de pele e uma diástase bastante severa.

Quando procurou o médico, que inclusive foi indicado por sua irmã, que passou pelo procedimento, o diagnóstico foi: sua barriga precisa de cirurgia. Só resolverá com uma abdominoplastia.

Com uma rotina de quatro filhos, e ainda gêmeos, era humanamente impossível pensar numa cirurgia. Imagina deixar quatro crianças e passar por um procedimento cirúrgico que é tão delicado, que envolve, sobretudo, riscos à mulher? Outro ponto também era o preço elevado da cirurgia.

Ao pesquisar na internet, Karinna acabou conhecendo meu canal no YouTube e começou a acompanhar meus conteúdos em vídeo e também no Instagram.

Foi quando teve coragem e acreditou que eu poderia ajudar a melhorar todo o seu corpo e ainda reverter a diástase.

Com esta decisão, fez todo o programa.

Veja que resultado maravilhoso e como a pele voltou sem qualquer tratamento. E sabe o melhor? No seu depoimento, Karinna diz que sua barriga ficou melhor do que a da sua irmã, que fez a abdominoplastia.

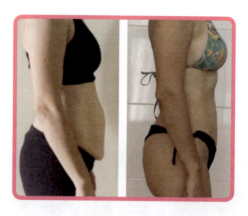

Barriga-pochete

Esta barriga é aquela que fica com um volume ou flacidez para baixo da região do umbigo. Chama-se pochete justamente porque lembra uma pochete colocada na parte baixa da barriga.

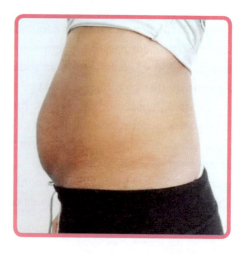

Ao aplicar o autoexame, o teste da diástase, é possível ver que a diástase ocorre nesta região baixa.

Essa barriga, além da diástase na parte baixa, tem bastante relação com a postura da sua coluna lombar e a posição do quadril.

Geralmente, em casos como este, o períneo está fraco. Você pode, inclusive, apresentar escapes de xixi, conhecidos como incontinência urinária.

Esta é minha aluna Aline, que me procurou após ficar com a barriga-pochete e também com uma hérnia umbilical. É fácil perceber a alteração postural dos ombros e da coluna lombar, com uma hiperlordose na região lombar.

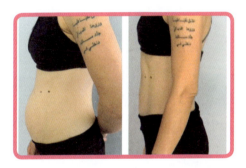

Ao corrigir a postura e fortalecer os músculos abdominais, a barriga ficou reta e fechamos a diástase. Percebeu como a postura alinhou?

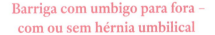

Barriga com umbigo para fora – com ou sem hérnia umbilical

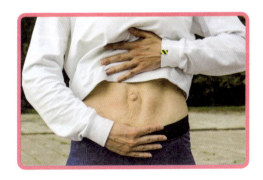

É incrível, mas a grande maioria das mulheres que têm hérnia não sabe que ela acontece porque há uma diástase.

A hérnia umbilical é um deslocamento anormal de tecido pela parede abdominal atrás do umbigo.

Esse tipo de hérnia ocorre quando há a diástase com ruptura e uma parte do revestimento interno, ou parte do intestino e/ou fluido, se acumula através do músculo da parede abdominal, saindo, portanto, pela diástase.

A barriga com uma hérnia umbilical, normalmente com o umbigo para fora, está ligada à diástase localizada na região do umbigo.

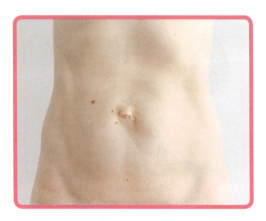

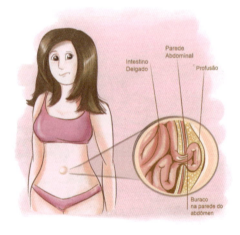

A diástase deixa toda a barriga aberta, mas o lugar em que ocorre mais abertura é sempre o umbigo, porque é o ponto maior da barriga grávida e já é uma região mais rasa e com um buraco. Por isso é comum acontecer nessa região.

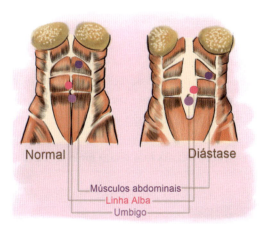

Aqui vai um segredinho!

A má postura geral antes da gravidez, e até a piora da postura durante a gravidez, tendem a provocar a diástase. E, especialmente nos casos de hiperlordose, podem provocar a hérnia umbilical, além da própria diástase.

Os exercícios praticados após isso acontecer, então, devem promover a reorganização também da postura, estabilizar a força abdominal e trabalhar para reduzir ou fechar a diástase.

Veja mais detalhes a seguir.

**Há melhora da hérnia e da estética
do umbigo com exercícios especializados?**

Essa é uma dúvida comum de quem tem hérnia: a hérnia some?

Normalmente não some! Uma hérnia não desaparece com exercícios, mas temos como melhorá-la e estabilizá-la.

E um ponto importante é a orientação de que, para fazer exercícios, você tenha uma liberação médica para poder praticá-los de forma mais segura.

Após ser liberada pelo médico, com os exercícios certos e seguros, é possível ter a redução ou estabilização da hérnia. Ela não vai sumir se for grande, mas pode ser controlada. A estabilização é, inclusive, importante para que não piore com o tempo ou com a fraqueza abdominal.

Já presenciei casos de mulheres que operaram a hérnia e ela voltou porque não sabiam (e acredito que nem os médicos sabiam também) que precisavam fazer exercícios específicos para reverter a diástase e a hérnia não voltar.

Na barriga com hérnia tem como melhorar a diástase?

Sim, tem!

Veja este caso da minha aluna Carol, que desenvolveu hérnia na segunda gravidez.

Mesmo a médica dizendo que a diástase e a hérnia eram cirúrgicas e que, portanto, não seria possível melhorá-las, Carol viu resultado ao realizar os exercícios especializados do meu programa Mães Sem Diástase.

A diástase regrediu junto com a hérnia, e a barriga ficou totalmente reta.

Além, claro, da postura, que ficou muita alinhada, e de todos os demais benefícios do programa.

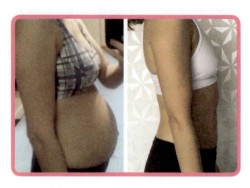

Controlando a hérnia na gravidez

Às vezes, você já tem a diástase e uma hérnia da primeira gravidez e acontece a segunda gravidez. E aí? O que fazer? É possível evitar que a diástase e a hérnia piorem?

Sim, é possível. E é muito importante fazer essa prevenção da piora.

A atriz Milena Ferrari me procurou em sua segunda gravidez em razão de uma diástase pequena da primeira gravidez.

Porém, logo no começo, teve uma gripe forte, que, por conta da tosse, ocasionou uma lesão nos músculos entre as costelas. Com isso, a diástase teve uma piora e apareceu uma hérnia umbilical.

Assim que foi liberada, iniciamos os exercícios do meu programa para gestantes – Gravidez Sem Diástase – e conseguimos controlar a hérnia e todo o desconforto que ela tinha no umbigo. A diástase também foi controlada, mantendo uma barriga bem posicionada, num bom tamanho, além de uma postura alinhada.

Chegou linda e plena em seu *book* gestante, um momento com que toda gestante sonha.

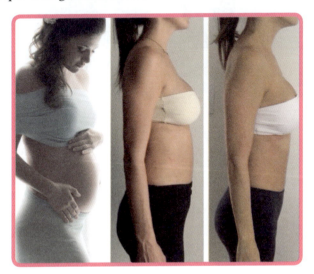

Foto Book Gestante – Dri Bresciani – @dribreciani

E veja a recuperação dela depois. A memória muscular positiva que os exercícios proporcionam aos músculos, unida aos exercícios do meu programa Mães Sem Diástase, realizados após ser liberada pelo médico, fizeram toda a diferença.

Barriga com estômago alto e estufado

A barriga com estômago alto é aquela em que ocorre a diástase acima do umbigo.

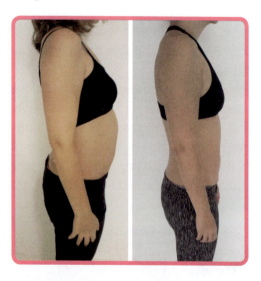

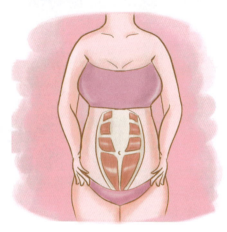

Esse é o resultado da minha aluna Letícia, que estava com uma barriga com estômago alto.

Nesse tipo de barriga, a maior reclamação é que as costelas ficam altas e abertas, deixando você sem cintura. O estômago alto apresenta muito desconforto abdominal a qualquer coisa que se coma. Outra característica é ficar sem cintura, justamente porque as costelas deixam seu corpo reto.

Da mesma forma que nos tipos anteriores de barriga, exercícios errados vão agravar o quadro.

Outro erro também cometido são os tratamentos estéticos, porque, se essa barriga vem pela alteração das costelas, os tratamentos não têm o poder de trazê-las de volta.

Esse tipo de barriga está ligado às mudanças estruturais das costelas e da postura. Não é só a diástase a culpada. A postura também causa. E, nesse caso, ainda com as costelas alteradas junto.

Os exercícios devem ser bem direcionados ao fechamento das costelas.

Essa é uma parte importante do processo de recuperação. E é exatamente por essa característica que várias mulheres, depois de meses de treinamento com personal ou em uma academia, não conseguem sucesso e melhora da barriga.

Métodos de exercícios que usam *vacuum* abdominal, conhecido também como técnicas hipopressivas, abrindo as costelas, não devem ser praticados. Essas técnicas são conhecidas também por barriga negativa, quando há a redução da pressão interna para fazer o *vacuum*.

Então, não é qualquer método ou treino que trará melhora e resultados de reversão da diástase.

Alerta sobre barriga com estômago alto *versus* cirurgia

Recebo muitas queixas desse tipo de barriga após a abdominoplastia.

Vejo que esse tipo de barriga parece ser o que traz mais insatisfação depois da cirurgia.

A cirurgia não recuperará sua parte estrutural da postura e não fechará suas costelas. O que faz isso são os exercícios. Então, você costura a diástase, mas não reorganiza seu corpo.

Resultado: continuará com a barriga estufada. Ela fica apenas mais reta.

É possível observar que esse padrão de diástase acima do umbigo é o mais comum. Mesmo quando aberta completamente, a diástase é geralmente mais larga acima do umbigo.

Entendeu, agora, por que ninguém conta sobre isso?

Veja quantas informações, quantos tipos de barriga podem existir, quantas alterações no seu corpo...

Como eu disse, suas amigas não entendem isso, sua mãe, sua sogra e até seu médico não vão olhar para essas alterações para lhe ajudar.

Eu levei anos estudando, analisando e, acima de tudo, atendendo vocês. Estudei exaustivamente toda a parte biomecânica e postural, portanto, toda a minha experiência na área permitiu que eu identificasse tudo isso.

Barriga de grávida

A barriga de grávida fica com a forma arredondada, como se você ainda estivesse grávida.

Veja o caso desta minha aluna na segunda gravidez. A barriga não voltava, tinha o aspecto arredondado de grávida de alguns meses.

A diástase, nesse tipo de barriga, acontece mais na região central, mas correndo para cima e para baixo do umbigo, havendo, também, grande fraqueza abdominal, além de alteração postural.

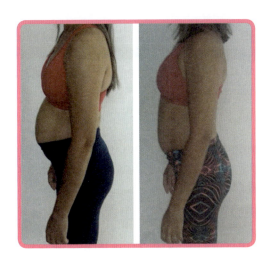

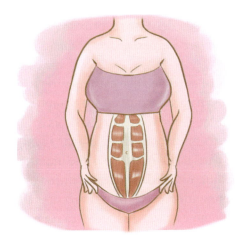

Teste da diástase

Talvez agora sua pergunta seja: "mas, Gizele, como posso saber se tenho diástase? Como saber se a minha barriga está assim por causa da diástase?".

Bom, antes de saber se você tem diástase, ou de saber como ela está, quero lhe explicar algumas coisas importantes.

> "Toda barriga que não volta depois de uma ou de mais gestações precisa de exercícios especializados para ser recuperada, independentemente se tem ou não diástase."

E existe, para mim, outra regra muito importante:

> "Toda mulher que passou por uma gravidez precisa recuperar seu corpo, independentemente de ter ou não ter diástase."

Essa regra, para mim, é fundamental, porque, mesmo que você não tenha a diástase depois da primeira gravidez, e que olhando por fora considere que recuperou seu corpo, existem desequilíbrios e fraquezas internas que você não sabe que tem. Essas serão as sementes da diástase na próxima gravidez. Então, a meu ver: *toda mulher que passou pela gravidez precisa recuperar seu corpo*.

Agora que você entendeu que existem vários tipos de barriga, deve estar curiosa para saber qual é a sua e como está sua diástase.

Minha sugestão é que você faça duas coisas:

1. Faça o teste da foto: fotografe-se e tente identificar qual é o seu tipo de barriga. O formato é o que importa, e não existe pior ou melhor, ok? Toda barriga que não voltou precisa de um fortalecimento especial para ser recuperada.
2. Vamos ver como está sua diástase: faça o autoexame – teste da diástase. É fácil e rápido.

Como fazer o teste

Estes são os passos para realizar o teste da diástase:

Deite de costas no chão, com os joelhos dobrados e os pés no chão.

Levante a cabeça como se fosse realizar um exercício abdominal, certificando-se de que seu tronco (seu olhar) se direciona para o quadril.

Posicione uma mão no centro da sua barriga. Esta linha central entre os músculos é que deve ser avaliada.

Pode colocar uma mão atrás da cabeça se sentir que fica mais confortável. A outra irá examinar sua barriga, com a ponta dos dedos, em toda a linha central dela. Faça devagar e sem ficar cutucando. Você deve fazer o movimento suave de pressão.

Examine próximo ao seu umbigo, mas também para cima e para baixo dele, passando os dedos por toda a linha alba, procurando um local onde você sente que seus dedos irão afundar. A região em que sua mão afunda é a diástase.

Deslize e apalpe com a ponta dos dedos, para cima e para baixo, toda a sua linha central entre os músculos, fazendo sentir os lados esquerdo e direito de seu músculo reto abdominal e analisando se existe uma distância entre eles acima de 1 ou 1,5 dedo ou se existe uma região que apresente uma depressão, onde parece que seus dedos afundam um pouco mais.

Se encontrar essa separação ou uma região que esteja afundando seus dedos, avalie com os dedos todas as medidas desse rompimento:
- largura (de quantos dedos é a depressão);
- comprimento (quantos dedos ela tem);
- profundidade (quantos dedos tem).

Veja nas imagens a seguir.

O que se avalia no teste da diástase?

1. **LARGURA:** quantos dedos há entre os dois músculos abdominais.

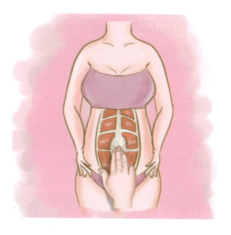

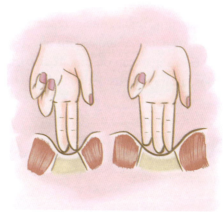

Você fará a medição de forma horizontal, até tocar os músculos abdominais.

2. **COMPRIMENTO:** quantos dedos há em toda a extensão rompida, isto é, quantos afundam em toda a extensão da linha alba. Fica mais fácil se você dividir: para cima do umbigo (quantos dedos para cima); e para baixo do umbigo (quantos dedos para baixo). A soma de todos é que dá o comprimento total da diástase.

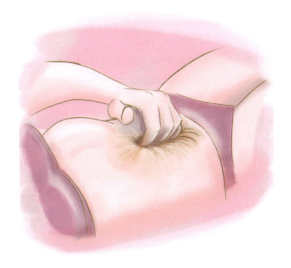

3. PROFUNDIDADE: quanto os seus dedos afundam na sua barriga, isto é, entram na sua barriga. Então você saberá a profundidade.

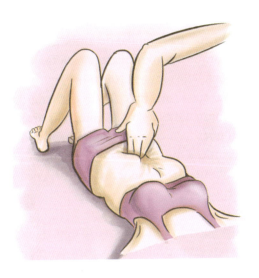

Quanto mais afundar, mais funda está a diástase, mais regeneração desse tecido tem que acontecer.

E agora? O que fazer se você percebeu que sua mão afunda e que encontrou uma diástase?

Você conseguiu definir as medidas – a diástase está aí.

Se você sentiu que sua mão afundou, então há o rompimento desse tecido, o qual não permite que sua barriga volte de forma natural.

Ele também deixa os músculos fracos e flácidos.

Esse tipo de debilidade só se recupera com os exercícios certos e especializados.

Exercícios comuns, tradicionais, não vão recuperar nem melhorar essa flacidez e a sensação de estufamento.

E agora? O que fazer se você não percebeu que sua mão afunda e encontrou uma diástase?

Se você não conseguiu definir as medidas, não sentiu os músculos abdominais direito porque sua barriga está muito mole, mas sua mão afunda, isso também mostra que está com diástase, além de muita fraqueza muscular que precisa ser recuperada.

Se você sentir sua mão afundar de forma geral, sem definição da diástase, é porque sua musculatura está tão fraca e flácida a ponto de não ter aquele tônus (o "durinho") que define a barriga.

Então, mesmo que as medidas não sejam tão nítidas, só de você sentir que seus músculos estão moles como uma massa há diástase.

Muitas mulheres ficam com receio por pensar que isso é pele sobrando, ou gordura que não deixa você sentir os músculos.

Independentemente do que tenha a mais, você precisa recuperar essa barriga.

Daí, vale a regrinha...

Toda barriga que não volta depois de uma ou mais gestações precisa de exercícios especializados para ser recuperada, independentemente de ter ou não diástase.

Aqui, vale se você estiver acima ou dentro do seu peso. Independentemente de como está o seu corpo, essas fragilidades e a diástase afetam mais mulheres do que se imagina.

Entre 60 e 70% das mulheres têm diástase. Então, só o fato de a sua barriga não ter voltado já é um indicativo de que você precisa dos exercícios certos.

Agora que você entendeu como está sua barriga, tirando uma foto e também fazendo o teste e reconhecendo mais a diástase, vamos para o próximo capítulo.

Você entenderá o que está causando essa diástase e essa barriga na sua vida.

3 AS CAUSAS INVISÍVEIS DA SUA BARRIGA

"'É assim mesmo, Andréia. Você carrega, no seu corpo, as marcas das gestações. E o seu corpo nunca mais voltará a ser o mesmo.' Essa frase me foi dita tantas vezes! Tudo mudou porque encontrei o programa certo para corrigir o meu corpo. Quem dera eu tivesse conhecido quando grávida! Hoje, a única marca que carrego como lembrança das minhas duas gravidezes é a cicatriz das cesáreas. Essa não me deixa triste, não. Ela me completa."
Andréia

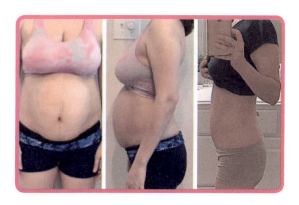

Neste capítulo, explicarei as causas da diástase. Vou começar explicando o que descobri sobre as causas *invisíveis* da diástase.

Mas, antes de me aprofundar, preciso que você preste muita atenção à palavra *invisíveis*, porque é nela que está o segredo e, ao mesmo tempo, o grande obstáculo para a maioria das mulheres.

Infelizmente, as informações sobre a diástase e o retorno do corpo após a gravidez ainda são repletas de mitos que causam uma grande confusão.

Eu preciso que você entenda isso, pois a minha meta é tê-la como mais uma aluna transformada.

E, para isso, não posso deixar que você cometa nenhum erro, afinal, erros podem atrasar o seu resultado.

E um atraso no resultado faz você desanimar, e é este desânimo que faz com que várias mulheres desistam.

Muitas dizem que esse é o preço de ser mãe.

Não é, não!

O que eu vou revelar agora é a *parte invisível*. Aquilo que ninguém consegue perceber em um primeiro momento.

E lembre-se: já existe um caminho trilhado por muitas mulheres. Agora, você só precisa segui-lo.

O que ninguém lhe conta quando você está grávida?

Mostrei, no capítulo anterior, o que é a diástase e quais são os diferentes tipos de barriga que ela causa.

Neste capítulo, vou explicar, então, quais são as *causas invisíveis da diástase*.

Podemos dividi-las em duas: a causa do "desconhecimento" e as "causas biomecânicas".

A: Desconhecimento – falta de conhecimento sobre o corpo e o que acontece na gravidez

Quando vamos ao médico, tanto quanto ele, nós nos preocupamos com a saúde do bebê.

É algo bem natural, e ter diástase não significa que seu bebê não esteja bem. A diástase não é algo que afeta a saúde do seu bebê. Não tem relação nenhuma com ele.

A diástase tem uma causa biomecânica, isto é, provém das mudanças do seu corpo e dos músculos da região abdominal. Então não tem a ver com o fato de você não estar saudável, não tendo relação também com a saúde do seu bebê.

O médico examina você e está tudo ok. A grande maioria dos médicos nem olha para a diástase. E, de verdade, alguns nem sabem que ela existe.

Sua saúde pode estar excelente e, ainda assim, a diástase estar lá.

Então, ela passa praticamente de forma despercebida pelo médico.

Você só vai saber que ela existe depois do parto, justamente porque sua barriga não volta.

E essa causa do desconhecimento, inclusive, irá influenciar na causa biomecânica, que é a minha próxima explicação.

B: Biomecânicas – provocadas pelas mudanças internas do seu corpo e na postura

Antes de explicar, vou esclarecer o que é a biomecânica da qual estou falando.

A biomecânica é o estudo da mecânica dos organismos vivos. No caso que estamos abordando neste livro, trata-se do estudo voltado ao corpo humano, com foco na gravidez e no pós-parto. Portanto, é entender todas as alterações de ordem de movimento que ocorrem no corpo da mulher na gravidez e após a gravidez.

Bom, agora que alinhamos, vamos lá!

Em qualquer texto que você for ler, seja em revistas, blogs ou até mesmo entrevistas e vídeos, você ouvirá falar sobre as mudanças no corpo durante a gravidez e após ela. Sempre vão dizer que o corpo passa por mudanças profundas com a gestação.

Mas e aí? Quais são essas mudanças? O que elas fazem com o seu corpo? E o que têm a ver com a diástase?

Os ossos do seu quadril se movimentam e se abrem para preparar seu corpo para a passagem do bebê.

Seus músculos abdominais são também enfraquecidos, alongados e abertos para que o bebê possa ser alojado. E se você tem diástase patológica, isto é, aquela em que houve o rompimento do tecido que liga os músculos abdominais, então seus músculos são rasgados ao meio. Com isso, sua postura se altera e seus músculos do quadril ficam mais fracos ainda.

São mudanças silenciosas que todos dizem que voltam ao normal. Mas quer saber a real? Não voltam. Você já está percebendo isso.

A experiência de anos e também o atendimento realizado às minhas alunas e seguidoras dizem claramente o quanto as mulheres sofrem com essas mudanças, entre elas a diástase.

Essa estatística não mente: conforme mencionei no capítulo anterior, a estimativa é de que mais de 60% das mulheres têm a diástase que não deixa a barriga voltar depois da gravidez.

Então, o corpo como um todo, incluindo o quadril, que está interligado à sua barriga, não se recupera.

Se um não voltou, como o outro irá voltar? É tudo uma questão de biomecânica, de movimento, percebe?

E se sua barriga não voltou, como sua postura irá voltar?

É algo tão simples, tão óbvio.

"Mas, Gizele, como não vemos isso?"

Simplesmente porque ninguém olhava a gravidez de forma global, no sentido do seu movimento e para o que essas alterações provocavam no corpo.

Foi isso que eu fiz. Por amar desde o começo da minha carreira essa parte da biomecânica, entendi toda a parte de mudanças do corpo. Eu olhava cada mudança biomecânica. Estudava os músculos e o movimento do corpo.

Por isso meu método se baseia no "movimento de volta da gravidez". Essa é a sua essência. Fazer o movimento contrário ao que a gravidez provocou, o movimento de volta do corpo.

A segunda gravidez e as mudanças internas no corpo

Muitas de vocês me dizem que depois da segunda gravidez é que a diástase aconteceu.

Mas, infelizmente, muitas ainda ficam em dúvida e me perguntam: "será que realmente a segunda gravidez afeta tanto o seu corpo?".

Recebo várias mensagens de seguidoras dizendo: "vou esperar a segunda gravidez, e daí recupero tudo depois".
Não faça isso, em hipótese alguma. Infelizmente, a próxima gravidez vai afetar ainda mais seu corpo.
Pense comigo: é melhor recuperar e manter algo que estava bom, *ou* é melhor recuperar algo que está pior e ainda mais debilitado?
É obvio que é mais fácil recuperar algo que está melhor!
Você está entendendo a seriedade do que estou explicando?
Quanto mais debilitado o seu corpo, mais sequelas você terá, principalmente a que mais nos afeta: *a pele e o volume da barriga*.
O maior problema está nessa *falta de conhecimento*.
Vocês ainda não sabem que o corpo deve ser recuperado depois da primeira gravidez.
Este, sim, é o grande vilão, porque, quando você o recupera, toda a história muda. Vou mostrar dois casos de alunas minhas que seguiram exatamente estes passos.
Mas, antes, veja estes dados para confirmar o que estou falando.
Em 2011,[1] alguns estudiosos analisaram a ocorrência de diástase em relação ao número de partos.
Apesar de as mulheres avaliadas serem jovens – entre 19 e 24 anos –, o que seria excelente para sua recuperação, percebeu-se que nessa idade em nenhum momento foi positiva.
Sabe aquela história "Ah, na minha primeira gravidez, eu tinha 20 anos; na segunda, aos 35, meu corpo detonou"? Pois bem, a vilã não é a idade!
Esse estudo observou que houve relação entre o aparecimento da diástase e o número de partos, isto é, o número de gestações, sendo evidente o aumento da ocorrência da diástase na segunda gravidez.

[1] Turan, V. et al. Prevalence of diastasis recti abdominis in the population of young multiparous adults in Turkey. *Ginekologia Polska*, vol. 82, n. 11, 2011.

A pesquisa observou que um segundo parto, ou uma segunda gravidez, teve relação evidente com o aparecimento da diástase.

Aqui eu reforço minha observação de que não é o parto em si que promove as mudanças no corpo, mas, sim, a gravidez.

Por isso precisamos ter cuidado ao analisar o conteúdo do estudo, que dá a entender que foi o parto que aumentou o risco da diástase.

A segunda gravidez, mesmo depois de muitos anos, pega o corpo com uma memória de mudanças da gravidez anterior (e, normalmente, memórias negativas, porque ele não foi recuperado) e aumenta ainda mais as mudanças nessas causas invisíveis – as mudanças biomecânicas.

Todos os dias recebo muitos comentários e mensagens das minhas seguidoras. Veja esta mensagem:

"Oi, Gi… tenho e sinto tudo o que você diz e mais um pouco! Descobri que o que eu tinha era diástase após a minha primeira gestação. Meu filho já tinha 5 anos! Frustração por cinco anos sem entender minha barriga. Eu ficava contraindo a barriga para que ela não sobressaísse nas roupas. Há dois anos engravidei novamente e minha barriga ficou com esse cone!"

Quer saber como provo isso?

Entre os vários casos de alunas que recupero da gravidez anterior e depois acompanho numa nova gravidez, selecionei duas delas que têm uma história incrível.

Ambas me descobriram depois da primeira gravidez, por estarem com diástase e a barriga não estar voltando.

Então, cuidamos da diástase depois da primeira gravidez, quando me conheceram. Cuidaram durante a segunda gravidez e depois recuperaram a barriga e o corpo.

Caso 1 – Aluna Fabi

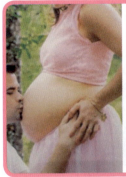
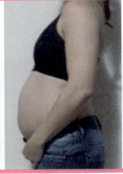
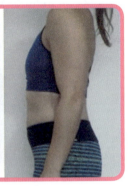

Primeira gravidez sem meu programa

Segunda gravidez com meu programa

Recuperação da segunda gravidez com meu programa

A Fabi me descobriu depois da primeira gravidez e, por ter tido diástase, fez sua recuperação com meu programa.

Depois de alguns anos, engravidou de novo, e, como já conhecia o caminho, fez o meu programa Gravidez Sem Diástase.

Então, nessa segunda gravidez, já conhecendo bem o meu trabalho, começou o programa para controlarmos a diástase e o tamanho da barriga. Você pode perceber, pela primeira e pela segunda foto, a diferença no tamanho da barriga.

Conseguimos controlar a diástase que acontece na gravidez e a piora da diástase com todas as mulheres que não conhecerem esse caminho da prevenção.

Logo depois, Fabi seguiu no meu programa após ser liberada pelo médico.

Eis o resultado: barriga reta, diástase revertida.

Caso 2 – Aluna Francielly

Minha aluna Francielly também me descobriu depois da primeira gravidez, quando tomou conhecimento sobre a diástase.

Recuperou sua barriga e venceu a diástase. Todo o seu corpo foi reorganizado. Veja a postura e como a barriga ficou reta.

Algum tempo depois, ela engravidou novamente.

Está no meio da gravidez e você pode perceber a diferença entre as barrigas na mesma semana gestacional, na primeira e na segunda gestação.

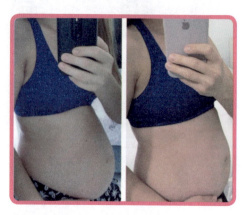

Talvez agora você esteja se perguntando: "por que controlar também a diástase na segunda gravidez?".

Controlar a diástase na segunda gravidez é importante porque ela irá piorar.

Lembra do que eu contei na minha história? Que as minhas alunas gestantes não tinham diástase?

Então, vamos aos fatos: *toda gestante tem diástase.*

Logo, na nova gravidez, ela abrirá de novo. E, se você não fizer um trabalho de contenção, tende a abrir ainda mais e piorar o seu quadro.

A própria gravidez provoca a diástase natural, para dar espaço ao bebê.

Você lembra que eu falei que mais de 60% dessas mulheres têm a diástase que não volta? Na segunda gravidez, você estará somando tudo isso se não tiver um trabalho especial e que ajude a conter essa piora.

Então, se você já teve diástase na primeira, ou então sua barriga aparentemente voltou, mas ainda percebe algumas debilidades, você precisa:

Primeiro: recuperar sua barriga e seu corpo da primeira gravidez.

Segundo: cuidar do corpo na segunda gravidez.

Terceiro: recuperá-lo novamente depois da segunda gravidez, porém agora com uma rapidez muito maior, porque você já fez e fará novamente tudo certinho.

O mesmo serve para a terceira ou quarta gravidez, ok?

E daí você pode me perguntar: "mas, Gizele, e se eu deixar para recuperar tudo depois, de uma vez só?".

Bom, eu vou te responder. Olhe para as duas imagens neste antes e depois da minha aluna Fran.

O antes foi quando ela chegou ao meu programa para recuperar a diástase da primeira gravidez.

Uma recuperação linda e que proporcionou que seu corpo estivesse reorganizado, além da reversão da diástase.

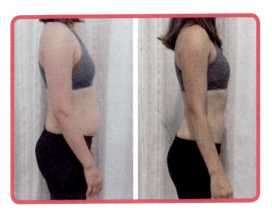

Antes	Depois

Qual dos corpos você acha que está mais preparado para suportar uma nova gravidez? Percebe?! É óbvio que o corpo do "depois". Com certeza estará com os músculos mais fortes, diástase fechada, postura alinhada, períneo recuperado.

Já imaginou onde ela iria parar se não tivesse recuperado esses músculos internos?

Então, perceba e entenda que, engravidando de novo sem se recuperar da gestação anterior sua barriga não terá forças para conter o aumento do volume do bebê e estruturas, por isso ela ficará maior. Ficando maior, sua pele poderá não aguentar e ficar flácida e com estrias.

Sua diástase estará rompida, portanto, na segunda gravidez ela irá aumentar, uma vez que não foi regenerada nem os músculos abdominais têm força; nada irá segurar sua barriga.

> Em hipótese alguma deixe para recuperar sua barriga e seu corpo depois. O estrago será muito maior.

Nestes anos cuidando de vocês, eu aprendi que toda mulher que passou por uma gravidez precisa de exercícios especializados para recuperar sua barriga e seu corpo, independentemente de ter ficado com diástase.

Vou mostrar mais um dado importante para reforçar tudo o que estou explicando.

Nos anos 1980, começou-se a observar que a incidência e o pico da diástase acontecem no terceiro trimestre da gravidez. Esse pico ocorre justamente porque este é o momento do maior tamanho da barriga. É quando todas as estruturas e o bebê atingem o tamanho máximo.

Segundo constatou-se, a diástase continuou num pós-parto imediato e não desapareceu meses após a gravidez.

Aqui, eu complemento afirmando que é exatamente esta experiência que vivencio com minhas seguidoras que se tornam minhas alunas quando descobrem a diástase. Pelos relatos e as experiências que tenho, o corpo não se recupera da diástase sozinho ao longo dos anos.

Há muitas mulheres que me procuram depois de muito tempo: dez, quinze anos, e, às vezes, até mais. Elas nunca tiveram sua barriga de volta e pioraram depois de outras gestações.

Muito além da estética: saúde emocional e autoestima

A barriga é a parte do corpo mais almejada e observada por nós, mulheres.

Basta ver a quantidade de capas de revista, cintas modeladoras, produtos e cremes, tratamentos, programas de emagrecimento e as mais variadas promessas para termos a tão sonhada barriga seca, chapada, esculpida e reta.

Esse já é um caminho de busca constante sem a diástase, imagina, então, agora com essa tal diástase que apareceu depois da gravidez?

Com a diástase, o erro começa por pensarmos que essa barriga é gordura. E só olhamos para a barriga na parte de fora.

Mas a "verdade secreta" é que, depois da gravidez, a parte de fora é como uma miragem.

A barriga com que você ficou é apenas a expressão externa do segredo que tem dentro da sua barriga: *diástase, fraquezas, desorganização postural, desequilíbrios entre seu tronco e quadril, fraquezas pélvicas.*

Sim! Tudo isso numa simples barriga.

A parte de fora, na verdade, mostra o grande desequilíbrio e fraqueza que estão dentro do seu corpo.

Eu costumo classificar os benefícios de você ter a sua barriga de volta em duas áreas: saúde emocional e saúde física.

Saúde emocional: sua autoestima em alta e você feliz ao se olhar no espelho;

Saúde física: seu corpo estável, organizado e você sem dores ou incômodos que são comuns com a diástase.

Você precisa entender que recuperar a diástase vai muito além da estética.

Nada é vaidade ou futilidade. A volta da sua barriga após a gravidez é muito mais do que dizem ser simplesmente estética.

> Toda barriga que não volta depois da gravidez precisa ser recuperada. Essa barriga traz muitas alterações escondidas dentro do seu corpo.

A verdade sobre o que a diástase causa no seu corpo

De tanto vocês perguntarem, comecei a estudar, fazer enquetes, questionários e perguntas sobre o que mudou no corpo, o que vocês passaram a sentir depois da gestação e com a barriga desse jeito.

O resultado disso foi simplesmente surpreendente.

Os incômodos e problemas começaram a se repetir.

Eu consegui relacionar 28 problemas dos quais, em geral, vocês se queixam e nem têm ideia de que acontecem por causa da diástase e das mudanças do corpo.

Outro ponto é que muitas já procuraram fisioterapeutas, médicos, nutricionistas, mudaram a alimentação, fizeram tratamentos e nada mudou.

Infelizmente, a grande maioria das mulheres ainda não sabe que a diástase pode ter alguma ligação ou ser a causadora principal dos problemas que enfrentam.

28 problemas que a diástase pode causar no seu corpo – relatos e frases que vocês mesmas usam

Eu dividi em três categorias os problemas que normalmente vocês relatam e se queixam com a diástase:

Problemas abdominais e gástricos

1. Gases.
2. Barriga inchada o tempo todo.
3. Barriga inchada à noite, mesmo sendo magra.
4. Barriga muito inchada com DOR e desconforto.
5. Sensação de tudo solto dentro.

6. Barriga inchada depois do treino.
7. Sensação dos órgãos balançando por dentro.
8. Forma da barriga alterada: pochete, avental, estômago alto, com hérnia umbilical ou outra localização; barriga que parece cortada ou aparenta ser de grávida.
9. Dificuldade na digestão.
10. Desconforto estomacal geral – mal-estar.
11. Barulho alto na barriga.
12. Refluxo.
13. Hérnia umbilical ou outra.
14. Intestino preso – constipação.

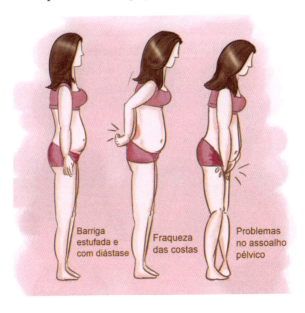

Problemas posturais e saúde da coluna

15. Dor nas costas de forma geral.
16. Dor na lombar.
17. Dor no quadril e nas pernas.
18. Dor no pescoço (coluna cervical) ou braços.
19. Dor no cóccix.

20. Hérnia de disco.
21. Má postura – postura toda desorganizada, arcada para a frente.

Problemas pélvicos

22. Escapes de xixi.
23. Dores na relação sexual.
24. Barulhos na hora da relação por causa da perda de ar pela vagina – chamados flatos vaginais, que acontecem porque estes músculos estão fracos.
25. Percepção – sensação da vagina larga, frouxa, fraca.
26. Xixi na hora da relação – relatos de urinar no parceiro e na cama.
27. Necessidade de fazer xixi de modo imediato, tendo sempre que sair com absorvente para não correr riscos.
28. Prolapso – aqui, temos vários tipos, desde a sensação de bola, que é uma simples queda, até casos mais severos de saída da bexiga, do útero ou do intestino.

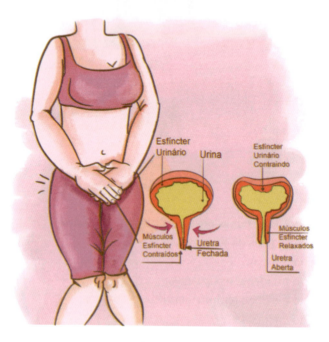

Toda vez que posto em minhas redes sociais essa lista de problemas, muitas seguidoras dizem que têm vários deles.

Você pode, inclusive, fazer um teste. Veja quantas dessas queixas você tem.

A intenção, com isso, é fazer você olhar para o seu corpo com mais atenção. Sugiro que você analise cada um dos problemas da lista como algo que a diástase causa em você, a partir de toda a desorganização que provoca em seu corpo.

Quanto mais sintomas você apresentar, mais você deve entender que precisa recuperar seu corpo da diástase, fortalecendo os músculos importantes.

Como disse, a diástase e as alterações da sua barriga vão muito além da estética.

É saúde!

> "Sim... negligenciei. Fui para a academia e achei que iria ficar tudo bem. Fiquei com o corpo maravilhoso, puxei ferro pesado no abdômen e, quando as dores lombares aumentaram, então tive que parar tudo. Fui procurar tudo para me ajudar a não entrar na sala de cirurgia... passei por muitos médicos, fiz várias avaliações e, como você bem sabe, a abdominoplastia foi indicada. Hoje estou bem acima do peso e parada há quase um ano dos treinos. Vou me programar para adquirir seu curso."

> "A minha ficou. Tenho uma filha de 9 meses. Achei que ia voltar e até agora nada. Quando acordo, até não tenho problemas, mas, no decorrer do dia, fica parecendo que estou grávida de novo."

Quero encerrar este capítulo com mais alguns dados importantes a respeito de uma das pesquisas que citei anteriormente, assim você entenderá mais acerca de tudo o que estou falando neste tópico.

Em 2011, o mesmo estudo que mostrou que a segunda gravidez aumenta a ocorrência da diástase também apontou que, das mulheres com diástase,

- 57% apresentavam cistocele;
- 43% das pacientes apresentavam retocele;
- 52% apresentavam queda uterina – prolapso.

"Mas, Gizele, o que são esses nomes?"

Cistocele é a queda da bexiga para o canal vaginal.

Retocele é como uma herniação da parede anterior do reto em direção à vagina.

Essa ocorrência também foi maior em mulheres que passaram por cesariana.

Mas, entenda: aqui não se trata do tipo de parto ser vilão ou mocinho. São debilidades que a gravidez provoca no corpo da mulher e que ela não sabe.

Por isso, para mim, conscientizar que a diástase precisa ser prevenida e recuperada é uma missão.

Vejo isso de uma forma tão séria que é um quadro clínico, um problema, o qual precisa ser mudado na vida das mulheres.

E acredito bastante que um trabalho educacional e de conscientização para as mulheres precisa ser feito de uma maneira mais ampla.

Aqui começa a minha contribuição, que vai além das minhas redes sociais ou do meu programa.

É conscientizar vocês!

Quando temos informação, temos o poder de buscar como prevenir.

Este livro tem por objetivo mostrar a verdade por trás da diástase. Uma verdade que vai além de ter sua barriga de volta ou sua barriga bonita. Desejo a saúde do corpo feminino.

Qual foi a conclusão do estudo?

"O aumento do número de gestações e a cirurgia abdominal (cesariana) parecem aumentar o risco para a diástase abdominal".

Entendendo cada função desses três pilares por meio dos quais meu método atua – fortalecimento especial dos músculos abdominais, fortalecimento do períneo e reorganização postural –, conseguimos perceber que cada pilar forma uma estrutura que sustenta a *casa*.
O nosso corpo é a nossa casa.

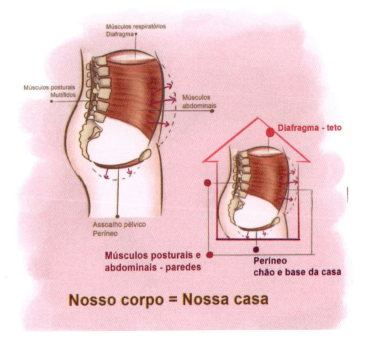

Depois de anos entendendo os males que a diástase causa no seu corpo, muito além da autoestima e estética, é impossível olhar para vocês e não fazer nada.

Como relatei no primeiro capítulo, eu precisava criar algo que mudasse a história da maternidade, para que não ficassem tantas marcas tristes no corpo de uma mulher que deu à luz. Precisava transformar essas marcas em algo menos agressivo, menos frustrante.

Nasceu, então, meu programa, que veio para mudar a história do seu corpo.

E eu quero mudar tudo isso transformando mães!

No próximo capítulo, compartilharei alguns detalhes e pilares do meu programa Mães Sem Diástase. E exercícios, é claro!

4   MÉTODO MÃES SEM DIÁSTASE

"Voltar a se olhar no espelho e não ficar horrorizada com o que está vendo, gostar do que está vendo, não ter medo do espelho... Não foi um gasto. Foi um investimento. Não tenho palavras que possam definir essa transformação."
Phoebe

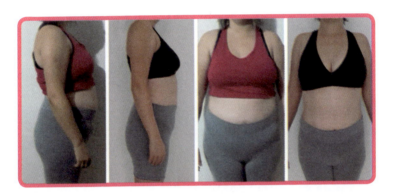

Agora que você entendeu que o problema da sua barriga é a diástase e que ela está causando o seu tipo e forma de barriga, além de várias complicações no seu corpo, vou mostrar o que você deve fazer.

E também vou lhe apresentar uma oportunidade única. Algo que quero lhe dar de presente, leitora.

Neste capítulo, você ainda vai conhecer alguns exercícios que são a base e os pilares do meu programa.

Mas, antes, vou compartilhar o que meu programa faz para recuperar a barriga e o corpo e por que ele é eficiente na recuperação da diástase, mesmo depois de anos, depois de mais de uma gestação ou, ainda, depois de uma gestação de gêmeos.

Existe um segredo no meu programa

O método Mães Sem Diástase está fundamentado exatamente nas estruturas que foram modificadas durante a gravidez.

Como consigo fechar a diástase?

O segredo do meu programa é o fundamento.

> "E semelhante ao homem que edificou uma casa, e cavou, e abriu bem fundo, e pôs os alicerces sobre a rocha; e, vindo a enchente, bateu com ímpeto a corrente naquela casa, e não a pôde abalar, porque estava fundada sobre a rocha."
> Lucas 6:48

A gravidez provocou abalos profundos nos fundamentos do seu corpo.

Então, para recuperar sua barriga e seu corpo, temos que restaurar esses fundamentos, reorganizar os alicerces do seu corpo.

Os três pilares

Eu apresentei, no capítulo 2, vários problemas que a diástase pode causar no seu corpo. Todos eles estão concentrados em três pontos fundamentais do seu corpo:
- barriga;
- postura;
- quadril.

Esses três pontos são os principais que mudaram no seu corpo na gravidez e são os três pilares do programa que criei para que seu corpo e sua barriga sejam recuperados.

Primeiro pilar – ativação: contraindo sua barriga

Quando sua barriga expande e abre na gravidez, ela perde a força e a função desses músculos.

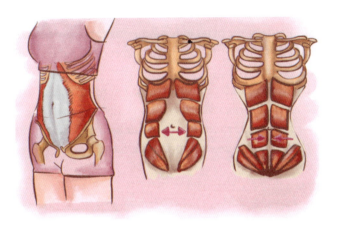

Essa imagem à esquerda é o músculo abdominal aberto na gravidez pela diástase.

A da direita é ele, o músculo, fechado, de volta a seu lugar. Esse é exatamente o movimento que meu programa faz nos seus músculos. Esse é o caminho para recuperar a diástase e para o retorno desses músculos ao lugar. Eles precisam se fechar, voltando para o lugar de onde saíram. Para isso acontecer, precisaremos de um conjunto de exercícios a partir da ativação.

É isso que os exercícios selecionados do meu programa fazem, e é por esse motivo que recupero a diástase.

Portanto, o caminho natural de volta da barriga é, então, fazer com que cada parte dessa região seja recuperada:

As costelas que foram abertas precisam fechar.

A caixa torácica, que expandiu para dar lugar aos órgãos deslocados pelo bebê, tem que voltar à sua posição para que a postura também volte.

Os músculos abdominais que foram alongados, abertos e enfraquecidos precisam voltar, sendo fechados e retornando ao comprimento original.

O períneo precisa recuperar sua força e sua função.

Os ossos do quadril devem voltar ao seu lugar.

Enfim: todo o seu corpo necessita ser reorganizado.

O problema começa no entendimento desse processo todo e na seleção dos exercícios de maneira apropriada para recuperar todas essas alterações.

E a partir daí começam vários erros em relação aos exercícios. Muitas mulheres voltam para a academia com exercícios como abdominais tradicionais, pranchas, agachamentos, saltos, *stiff* etc., como se o corpo ainda fosse o mesmo de antes da gravidez.

O que acontece então?

O que acontece é que esses músculos acabam piorando em vez de melhorar. Às vezes, ocorre uma coisa interessante. Mulheres que dizem que estavam com a barriga já recuperada, mas, ao voltar aos exercícios tradicionais, comuns, veem a barriga piorando.

Isso mesmo! Algumas barrigas, que estavam até boas, ficam mais estufadas, mais soltas após as mulheres voltarem para os treinos que estavam acostumadas a fazer.

Resultado: recebo muitas mensagens de mulheres que relatam que, depois que voltaram a fazer os exercícios que faziam anteriormente, a barriga piorou e a diástase abriu.

Por que recuperar a diástase é mais do que chapar uma barriga?
Para responder a essa pergunta, precisamos entender a função dos músculos abdominais.

Recuperar uma diástase é recuperar a função desses músculos que estão afetados por essa abertura e fraqueza.

Os músculos abdominais têm a função muito importante de proteger os órgãos internos do seu corpo e, infelizmente, as pessoas não sabem disso.

Além dessa função de proteção dos órgãos, eles também estabilizam a coluna, prevenindo lesões por algum movimento que a sobrecarregue ou por traumas ocasionados pelo impacto repetitivo que vários exercícios provocam, como, por exemplo, a corrida, ou pular corda, ou *jump* etc.

Então, a estabilização que esses músculos fazem preserva toda a sua coluna.

Ação dos músculos abdominais fortes pelos exercícios de ativação

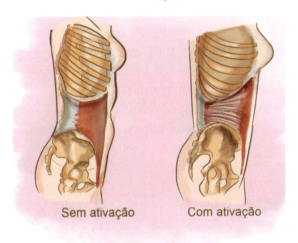

Sem ativação | Com ativação

Minha poderosa ativação

No meu processo de pesquisas, testei muitos exercícios.

Estudei bastante sobre a funcionalidade dos músculos abdominais. E, em todos os princípios biomecânicos que analisei, entendi que o corpo, em razão das grandes mudanças e das debilidades que a gravidez provoca, precisava de algo mais simples. Exercícios que exigissem o básico, sem serem intensos nem fortes. Músculos e corpo precisavam recuperar sua função em um primeiro momento.

Com isso, percebi que a ativação era muito importante em todo o processo e em todos os exercícios.

Qual é a chave secreta da ativação?

A ativação é um movimento natural e continuado da respiração sem esforço, que trabalha trazendo os músculos abdominais para o seu lugar. Só que, quando ativamos, intensificamos isso, como se fosse um exercício com carga, porém uma "carga" dentro da função natural dessa respiração e desses músculos, que é voltar para a sua posição natural e manter o equilíbrio de todo o tronco.

A ativação é um dos exercícios que fundamentam esse pilar da recuperação abdominal e é utilizada em todo o programa.

É muito importante entender que você pode apresentar uma dificuldade natural quando for tentar fazer a ativação. Isso acontece porque a consciência e o controle desses músculos e da própria contração muscular foram perdidos por causa das mudanças da gravidez (ou gravidezes).

Realmente, a ativação é um exercício poderoso, mas executá-lo sem estar dentro de uma estruturação especializada de exercícios, com um método organizado, pode fazer com que o poder e o efeito desse exercício sejam perdidos.

E essa é uma pequena confusão que, infelizmente, muitas mulheres e profissionais têm feito.

Qualquer exercício sem uma sequência lógica com outros exercícios e aplicação coerente perde seu poder e eficiência.

Portanto, sem a orientação adequada para fazer a ativação, o exercício não fará o efeito milagroso que se espera dele.

Vou explicar como é feita para que você entenda e sinta seu efeito.

No meu método, a ativação é aplicada junto com uma sequência organizada que contém outros exercícios que fazem parte do Mães Sem Diástase. Por isso a barriga das minhas alunas fica linda e reta.

1, 2, 3: ativar! O poder da ativação

Para fazer a ativação, você deverá:
- Deitar e dobrar suas pernas.
- Colocar as mãos em cima da sua barriga para perceber a respiração e a contração dos abdominais.

- Sentir o que acontece quando você *respira bem naturalmente, sem forçar nada*, puxando o ar, e o que acontece quando você solta o ar. Essa respiração deve ser no peito, não na barriga.

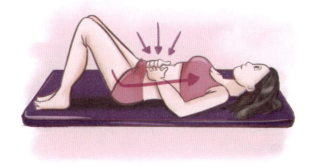

Não é para ver sua barriga "estufando" ao respirar.
Quando você puxa o ar, suas costelas abrem e o peito expande.
Quando você solta o ar, suas costelas fecham e o peito desce.
Não bloqueie o ar. Respire!
Para sentir seus músculos trabalhando, contraindo, e as costelas fechando, você pode colocar as duas mãos sobre as costelas.

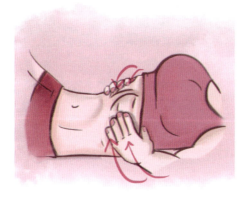

Faça tudo com muita calma!

Você sentirá dificuldade por causa da sua fraqueza e debilidade. Não se assuste nem se frustre. Está tudo certo. Não existe erro ao respirar.

Apesar de você pensar que está só respirando, este já é um exercício poderoso.

À medida que for adquirindo mais controle, poderá ir contraindo os músculos com a seguinte característica: vamos afinar a cintura.

Efeito cinta modeladora permanente da ativação

Ative os músculos abdominais e não solte mais. Mantenha sua respiração suave, somente na região do peito, sem soltar os músculos abdominais.

Efeito cinta modeladora permanente

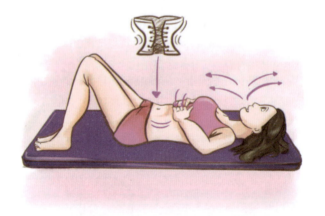

Quando todo o movimento da respiração tiver sido percebido, for consciente, terá chegado o momento de prestar atenção à sua cintura.

Ela afina quando você solta o ar!

Quando usamos a contração dos músculos da barriga, ela causa um efeito de "afinar a cintura" naturalmente.

Esse efeito eu chamo de "efeito de cinta modeladora permanente", como um espartilho.

Sua cintura vai afinando e voltando à medida que você for praticando essa respiração com a contração.

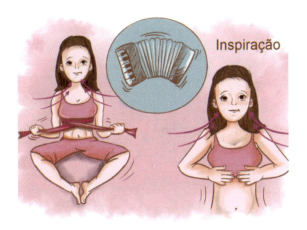

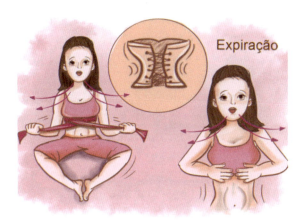

Por causa de algumas dificuldades que possa ter na consciência perdida dos músculos abdominais e também na respiração, você pode usar uma toalha, ou uma cordinha, para ajudar no sentido do movimento. Quando solta o ar, você fecha a toalha, apertando-a (com conforto) no sentido da expiração.

Isso ajudará a recuperar a movimentação e o controle no momento do exercício de ativação.

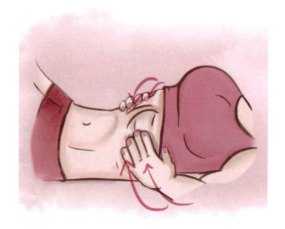

Umbigo nas costas!

Quando você contrai os músculos abdominais, há um abaixamento natural do umbigo, indo em direção à sua coluna – às costas.

Mas, quando você contrai ativando, ele vai mais para as costas ainda.

É isso o que eu quero de você. Que você ganhe esta consciência de levar o umbigo às costas ao mesmo tempo que afina a sua cintura.

Importante: não estufe a sua barriga. Este movimento exagerado irá tirar o foco da ativação e do movimento nas costelas e no peito que precisamos. Na ativação, é necessário que os músculos abdominais sejam contraídos, levando o umbigo às costas e fechando as costelas.

Faça essa ativação levando o movimento por toda a sua barriga até o períneo. Tudo tem que ser apertado, como se fosse um espartilho.

Aproveite os exercícios para ter um momento só seu.
Acalme toda a ansiedade do seu dia e preste atenção à recuperação do seu corpo.
Respiração é vida. Preste atenção à sua.
Ela é natural. Não precisa pensar para fazer.

Segundo pilar: seu períneo, sua pelve

> "Bom dia, Gi
> Passando para falar que fiquei surpresa em ver que não consigo controlar a pelve ali... sabe rsrsrs"

Mensagens como essa são enviadas com frequência pelas minhas alunas quando sentem os primeiros exercícios para o períneo.

Vocês não conhecem muito esses músculos do períneo e talvez nem imaginem como ficam fracos depois da gravidez.

Muitas mulheres ainda desconhecem que barulhos ou dores durante a relação sexual estão relacionados à debilidade desses músculos.

Mas, de uma forma maravilhosa, muitas têm tudo isso mudado quando começam meu programa.

Da dificuldade, como no relato anterior, passam a ter percepção, consciência e controle desses músculos com os exercícios, como podemos observar no depoimento a seguir:

> Minha vagina voltou! Finalmente, depois de três anos (três!) sem conseguir ter relações sexuais sem dor, pude ter sexo melhor que antes! Desde 2016, quando tive meu primeiro filho, que o meu períneo estava tão fraco que doía quando fazia sexo. A minha médica inclusive me passou pomada com esteroide para ver se melhorava, mas não fez efeito nenhum! Daí, quando comecei a fazer os exercícios para a barriga, o complemento e o Kegel diariamente, por duas semanas, só duas, pude sentir prazer na relação! Meu marido e eu estávamos tristes e isso estava abalando nossa relação, e minha autoestima como mulher, mas quando ele viu e sentiu que eu estava gostando e sentindo prazer, tudo mudou! Eu mudei! Me sinto muito mais feliz! E, sim, minha barriga está murchando, minha cintura está aparecendo de novo e minha postura está melhor. Mas o melhor de tudo: meu períneo voltou com tudo!

É exatamente por isso que um dos pilares do meu método é a recuperação da função e da força do períneo.

A recuperação desses músculos é extremamente importante, e neste capítulo você entenderá um pouco mais isso.

Mas, afinal, o que é o períneo?

É o conjunto de músculos localizados dentro do seu quadril. Esses músculos são conhecidos também como "assoalho pélvico".

Eles são como uma rede de apoio e sustentação para todos os órgãos abdominais.

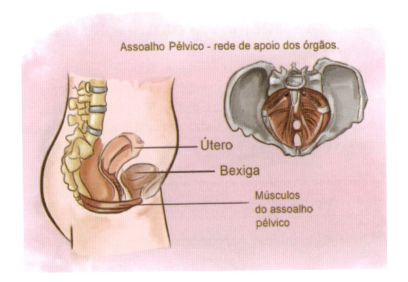

Veja na ilustração a seguir a característica e a função desses músculos.

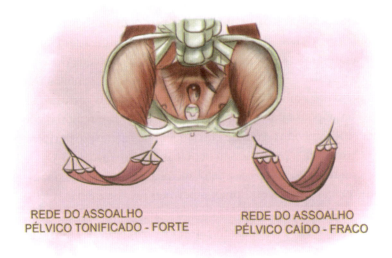

Músculos fortalecidos sustentam e apoiam bem os órgãos.
Músculos fracos deixam os órgãos sem a sustentação adequada.

Por que o períneo é um dos pilares do meu programa?
O períneo é um dos responsáveis pela recuperação e reorganização do quadril.

Esses músculos enfraqueceram por causa de:
- todo o peso que carregam ao longo da gestação – bebê, órgãos, líquido amniótico, placenta e o próprio volume de sangue;
- hormônios que agem em todas as estruturas do seu quadril para prepará-lo para o parto.

E o que poucas mulheres sabem: o períneo também é afetado pela diástase, que cria uma instabilidade no quadril e muda o seu períneo.

No capítulo anterior, apresentei as várias queixas relatadas quanto à região pélvica. Por isso a recuperação e o fortalecimento são muito importantes.

Vamos a um exemplo: depois da gravidez, uma queixa comum é a sensação de que a vagina está larga.

Você já ouviu falar ou sentiu isso?

Essa percepção de vagina larga se propagou porque há anos as mulheres sentem que a região vaginal não voltou a ser a mesma. Há alguma coisa estranha, que não voltou a ser o que era.

Na verdade, essa sensação é a fraqueza desses músculos e é exatamente por isso eles precisam dos exercícios certos.

Pare e pense comigo: a flacidez é percebida em todo o corpo depois da gravidez. Por que ela também não afetaria o períneo, se é ele que muda para que seu bebê passe pelo quadril?

Seu bebê precisa passar pelo seu quadril exatamente por esses músculos para nascer. Então, o períneo precisa mudar.

Que exercícios faço para fortalecer e recuperar meu períneo?
Na verdade, fortalecer o períneo é algo muito simples. Assim como para todos os músculos, temos que fazer também para ele a contração de uma maneira organizada.

Quem introduziu a importância do trabalho do períneo foi um médico chamado Arnold Kegel, em 1945. Ele começou a aplicar exercícios para esses músculos porque percebeu que suas pacientes apresentavam incontinência urinária – os famosos escapes de xixi depois da gravidez.

Resumindo: foi um sucesso.

Sucesso para a melhora das perdas de xixi e sucesso porque as mulheres começaram a relatar melhoras no prazer durante a relação sexual.

O princípio é mais óbvio ainda. Assim como um remédio não serve para qualquer doença, da mesma forma não são todos os exercícios que são bons para o períneo.

Então, para recuperá-lo, são necessários exercícios que o tenham como foco. Ou seja:

Não adianta voltar para a academia e fazer os exercícios que você fazia antes.

Não adianta voltar a fazer os exercícios intensos (HIIT), com cargas elevadas, ou o mais poderoso exercício para a barriga.

Não adianta fazer agachamento, glúteos ou *stiff* para recuperar seu bumbum. Esses músculos têm movimento próprio e precisam de exercícios direcionados.

Portanto, nenhuma das modalidades queridinhas, como *crossfit*, musculação, corrida, *jump*, treinos funcionais, ioga ou até mesmo o Pilates, recuperará, infelizmente, seu períneo, tampouco reverterá sua diástase.

1, 2, 3: contrai, relaxa, contrai, relaxa

O conceito básico do exercício para o períneo é que você contraia – aperte – a região da sua vagina. Essa é a ação desses músculos.

Adquirindo a consciência e o controle sobre a contração do períneo
Exercício 1: Contrai e relaxa sentada

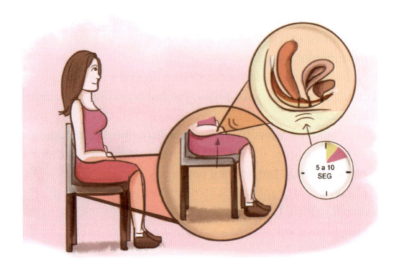

Vamos começar sentando numa cadeira bem confortável e alinhada.

Mantenha seus pés no chão e os joelhos num ângulo de 90°.

Para entender a contração, faça movimentos *como se* estivesse fazendo xixi ou cocô, e depois *como se* estivesse prendendo o xixi ou cocô.

Quando você solta o xixi, esse movimento é de relaxamento do períneo. Como queremos contrair, o movimento deve ser o contrário.

Para fortalecê-lo, é necessária sua contração, portanto devemos fazer o movimento *como se* fôssemos prender o xixi, ou seja, contrair a vagina e o ânus.

Por que estou reforçando esse termo "como se"? Por que em nenhum momento é para você fazer isso quando estiver fazendo xixi, ok?

Essa é apenas uma referência para que você entenda a ação, o movimento desses músculos internos.

Outra forma de você tirar essa dúvida é analisando esse movimento com seu marido.

O movimento que buscamos é o de contração, que é o mesmo que você faz ao apertar o pênis. Portanto, ele pode ajudá-la a entender o que deve fazer se você tiver dúvidas. Será um exercício importante para você perceber se está recuperando a força e o controle desses músculos.

Faça, entre 5 e 10 segundos, contrações controladas e sem pressa.

Exercício 2: Contrai e relaxa deitada

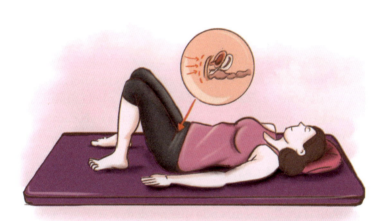

Deitada, você deve posicionar bem sua coluna e organizar sua postura.

Se necessário, use um apoio de cabeça bem fininho para ficar mais confortável.

Mantenha as pernas na abertura do quadril, com os joelhos dobrados e os pés bem apoiados.

Vamos fazer de cinco a dez repetições de contração e relaxamento do períneo.

Você pode repeti-las entre duas e três vezes.

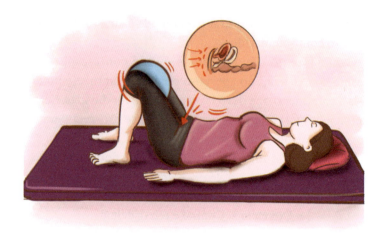

Faça o mesmo, agora pressionando uma bola plástica entre os joelhos.

Se não tiver uma bola, pode ser uma almofada.

Quando contrair o períneo, aperte também a bola.

Faça de cinco a dez repetições – aperte a bola junto com a contração do períneo e relaxe –, sem deixar a bola cair.

Você pode realizar as repetições entre duas e três vezes.

ALERTA FINAL: Não é normal perder xixi.

Vejo muitas mulheres dizendo que perdem xixi. E várias outras pensam e às vezes são até mesmo informadas de que isso é normal.

Mas preste atenção: *não é normal perder xixi*.

Em qualquer circunstância, seja fazendo exercícios, espirrando, tossindo ou até mesmo sempre tendo que correr para ir ao banheiro... *não é normal perder xixi*.

Já cheguei a atender casos de mulheres que precisavam fazer uso de absorventes e até de fraldas geriátricas mesmo sendo jovens ainda.

Todas essas atividades na imagem a seguir evidenciam momentos em que as queixas de escape de xixi são comuns no dia a dia.

Faltaram aí os exercícios, mas eles também fazem parte.

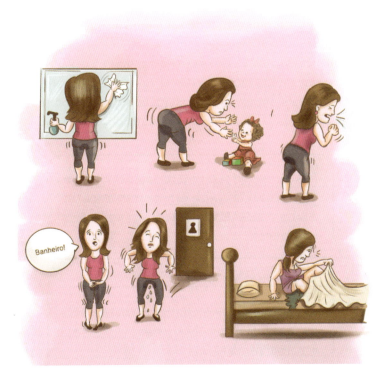

Meu programa pode ajudar com esses escapes!

Quero deixar claro que essa indicação de exercícios e o meu programa não são fisioterapia pélvica para tratar escapes.

Mas, se o seu caso não for severo, tudo melhorará.

E esses exercícios podem ser o ponto de partida para que você volte a se exercitar de maneira segura e ainda reconheça que tem um problema mais sério que precisa ser acompanhado por um fisioterapeuta especialista em incontinência.

A grande maioria das minhas alunas, já no primeiro mês, observa a melhora ou reversão das perdas-escapes de xixi. Só pelo fato de começar a fortalecer esses músculos já ocorre uma melhora.

Algumas que nunca tiveram esse tipo de informação, ou nunca ouviram falar que perder xixi não é normal, passam a ter a noção de que apresentam um problema mais delicado.

Dessa forma, quero aqui deixar a minha contribuição para a sua saúde.

Meu método, nesse caso, passa a ser o "norte", o ponto de partida para que muitas mulheres percebam que têm um problema.

Esse é mais um exemplo das queixas que recebo praticamente todos os dias das minhas seguidoras.

> "Nossa, eu não sabia disso. Minha vida toda, quando faço exercícios de pular, acabo fazendo xixi muitas vezes, mesmo sem estar com vontade. Não sabia que existia isso. Pelo visto, tenho há muito tempo."

> "Eu tenho perda de xixi, perdi toda a libido, secura vaginal, dor na relação, minha bebê já tem 3 anos, só mamou quatro meses, e minha médica diz que é normal."

> "Fui ao médico e questionei sobre esses escapes. Eu não tinha até dois anos atrás e ele me pediu para fazer pompoarismo. Somente isso e eu parei de fazer exercício de impacto, mas os escapes continuam."

O fato de não saberem que essa situação não é normal faz muitas mulheres subestimarem o quadro. Seguem sua vida como se nada estivesse acontecendo, voltam aos treinos e, com o passar dos anos, os casos vão se agravando.

Agora que você tem esse conhecimento, chegou a hora de mudar, não é mesmo?

Terceiro pilar: sua postura

Esse pilar é muito importante porque é o elo entre a recuperação da diástase e do períneo.

Você sabia que nosso corpo trabalha conectado, como se fosse constituído por engrenagens?

Veja só a imagem a seguir, que demonstra como cada parte do corpo se conecta uma à outra. E quando uma delas sai do lugar, "todas saem" – positiva ou negativamente.

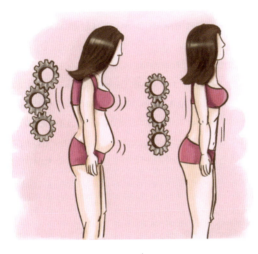

E a gravidez é a responsável por essas mudanças profundas e estruturais entre a ligação dessas "engrenagens corporais". Um dos motivos pelos quais a diástase acontece é justamente por essas partes não estarem bem articuladas.

A postura precisa ser recuperada em razão das grandes mudanças e alterações que a gravidez provocou, principalmente se você estiver com diástase.

A barriga projetada à frente precisa ser recuperada junto com a postura.

Então, veja que interessante: não adianta você fortalecer só a sua barriga!

E isso é tão comum.

Sempre me perguntam: "Gizele, para melhorar minha barriga ou para diminuir minha diástase, que 'abdominais' eu preciso fazer?".

Perceba que você não precisa somente de abdominais. Você precisa de exercícios que recuperem seu corpo e também reorganizem sua postura.

Por isso, usar só a ativação não irá reverter a diástase. Você precisa dos três pilares.

Diante disso, quero destacar que a postura também afeta a parte pélvica.

Agora que você já entendeu a importância do segundo pilar – o períneo –, irá entender que ele também está ligado à postura. Lembra da imagem das engrenagens?

Muitos olham a postura apenas nessa região das costas, mas estudos já mostram o quanto a posição do quadril influencia na capacidade de o períneo realizar uma contração eficiente. E, se ele não tem essa capacidade de contração, você poderá apresentar problemas.

Isso significa que o problema na postura é também um problema pélvico.

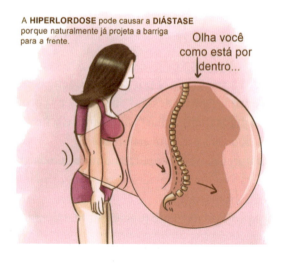

Isso mostra, então, que, por exemplo, uma hiperlordose que você já teve antes da gravidez vai piorar durante a gestação e mudar o ângulo do quadril.

Afinal, ocorre a alteração da ação dos músculos do períneo e também o aumento do risco de diástase.

Alguns estudos mostraram, na verdade, a influência do alinhamento pélvico sobre a capacidade de contração dos músculos do assoalho pélvico – seu períneo.

Portanto...

Postura da coluna *versus* postura da sua pelve = alteração da força do períneo.

Ou seja: quando seu quadril está fora da postura natural, os músculos do períneo têm menor capacidade de realizar suas funções de continência urinária, fecal, e, com isso, a sustentação dos órgãos pélvicos pode ficar comprometida.

Esse é mais um dos motivos pelos quais tantas mulheres sofrem com problemas no períneo depois da gravidez.

1, 2, 3: alinhe-se!

Exercício postural de parede – efeito de cinta modeladora

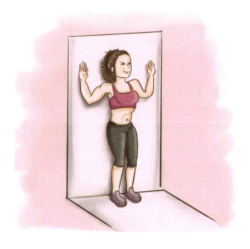

- Mantenha os pés afastados da parede aproximadamente 1 a 1,5 palmo.
- Posicione as pernas em direção à abertura do quadril, com os joelhos levemente dobrados.
- Encoste as partes da sua coluna que conseguir na parede. Provavelmente você não conseguirá encostar toda a sua coluna. Então, vá gradativamente aperfeiçoando. (Não tem problema, o exercício tem justamente a função de melhorar sua postura. Quanto pior a postura, menos você encostará.)
- Ative a barriga e o períneo também.
- Mantenha a posição por de dez a quinze segundos.
- Repita de duas a três vezes.

Abdominal postural

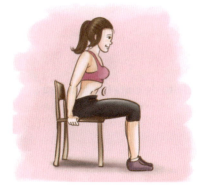 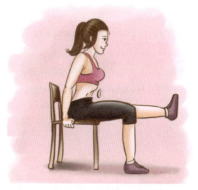

- Sente-se na ponta de uma cadeira, com os pés bem firmes no chão.
- Apoie as mãos nas laterais da cadeira, um pouco atrás do corpo. Isso vai ajudar a manter a postura e a coluna eretas.
- Ative seus abdominais e contraia o períneo.
- Eleve uma das pernas esticadas até, no máximo, a altura do joelho.
- Fique nesta posição por dois a três segundos e relaxe.
- Troque a perna.

Por que você precisa de um método?

Ainda existe muito conteúdo sendo divulgado de que qualquer exercício é bom e serve para tudo. Mas, na verdade, temos diferentes tipos de exercício para diferentes necessidades do nosso corpo.

Esse é um dos motivos pelos quais muitas vezes as pessoas desacreditam dos exercícios. Não sabem o que usar para atingir seus objetivos.

Várias mulheres me perguntam: "Gizele, que exercício posso fazer para minha barriga voltar ou para reverter a diástase?".

Então, agora, diante de tudo o que estou mostrando, preciso que você entenda que exercícios isolados não vão resolver seu problema, nem vários dos exercícios que você vê indicados por profissionais, ou blogueiras, que não são especialistas em diástase.

Você precisa de uma sequência lógica, organizada, progressiva e que faça toda a reorganização e recuperação do seu corpo gradativamente.

Há uma ciência por trás de cada exercício, como você viu nos pilares que apresentei.

Não seguir isso seria o mesmo que você tomar um remédio de dor de cabeça para uma inflamação ou infecção. É obvio que não estará atacando o seu problema.

E, infelizmente, esse é um erro muito comum.

E por isso você precisa de orientações lógicas e especializadas.

Meus exercícios e método foram elaborados diante de fundamentos fisiológicos, biomecânicos e de muito estudo decorrente do meu mestrado, anos de ensino acadêmico e bastante experiência prática testando cada exercício e princípio em minhas alunas.

Então é como se eu estivesse aí ao seu lado.

Nessa trajetória, você precisa ter o apoio e o suporte para entender as alterações do seu corpo.

Você precisa ser conduzida pelo processo de reaprender a ter o controle do seu corpo.

Por isso as mulheres experimentam, muitas vezes, exercícios da internet e não têm os resultados que esperam.

Como falei, exercícios soltos, sem uma direção, não resolvem o seu problema da diástase.

Vamos conhecer mais alguns casos e histórias de alunas que passaram pelo meu programa!

Minha aluna Paula – Uma gestação

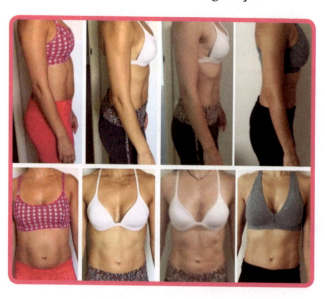

Essa é a minha aluna Paula – que se cuidou na gravidez com exercícios e alimentação, ganhou o peso adequado e recuperou o peso pré-gravidez. É possível perceber como ela já está bem magrinha e dentro do seu peso adequado.

Mas o volume da barriga não diminuiu. A barriga ficava estufada e projetada.

E essa foi a evolução com os exercícios do programa, mostrando os diferentes estágios até fechar totalmente a diástase, reorganizar seu corpo e ter a barriga mais reta ainda. Veja a diferença da postura e também da hiperlordose que tinha.

Minha aluna Thalya – Uma gestação

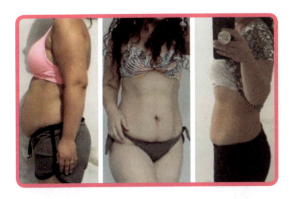

Depois de várias tentativas para recuperar seu corpo, inclusive com remédios que a fizeram passar mal, encontrou o meu programa. Além da reversão da diástase, a autoestima voltou a ponto de se sentir bem para colocar de novo um biquíni.

A próxima aluna tem um depoimento maravilhoso. Sabe quando a gente tem metas? Sonhos? Ameliana tinha e os alcançou.

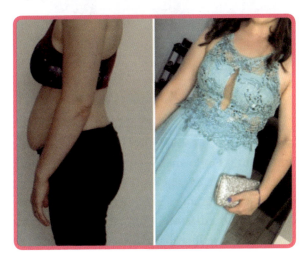

"Oi, Gizele! Estou fazendo os exercícios do seu programa Mães Sem Diástase há cinco meses e a melhora que eu tive nesse período foi muito grande. Já percebi uma melhora no períneo, a cintura afinou, a barriga também já diminuiu bem e não tive mais dores nas costas.

Eu quero falar que sábado fui madrinha de um casamento e usei um vestido maravilhoso SEM CINTA. Isso, para mim, foi libertador porque desde que tive minha primeira filha, quase 5 anos atrás, eu NUNCA mais consegui usar um vestido sem cinta. Aí eu me dei conta de como eu melhorei. Impressionante, mas a gente não percebe isso no dia a dia. Obrigada!"

Minha aluna Nara

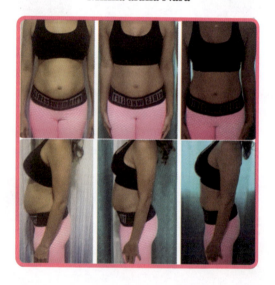

"Quem me conhece e convive comigo sabe que sempre procurei me manter em forma. Sempre tive uma alimentação saudável e praticava exercícios. Embora sendo magra e fazendo exercícios, durante a gravidez do meu primeiro filho, acabei adquirindo a diástase. Enfim, tive diástase e isso me deixou com a autoestima abalada. Fiquei mais triste quando fui ao cirurgião plástico no ano passado e ele me disse que, para corrigir minha barriga, seria só com abdominoplastia! Sou totalmente a favor dos procedimentos estéticos e cirúrgicos, inclusive já coloquei prótese de silicone e amei o resultado, porém, quando se trata de abdominoplastia, particularmente não gosto. Eu não tenho uma cicatrização boa. Não sou contra quem faz, é apenas porque, no meu caso, as cicatrizes ficam hipertróficas. A cicatriz da abdominoplastia é grande. Pega a barriga toda. Bom, então comecei minha saga sobre 'diástase'. Não admitia só ser um caso cirúrgico, até que nessa busca encontrei seu programa Mães Sem Diástase. Maravilhosa @gizelemonteiro!

É claro que antes de comprar fiquei acompanhando seu Instagram. Fui vendo os resultados de outras mães e inclusive vi o depoimento da @santanaadriana.

Com um mês fazendo direitinho, já vi os resultados, e mesmo com as oscilações de coisas que atrapalhavam, quando vi o resultado das minhas fotos e da diminuição da minha diástase... como fiquei feliz! Mais uma vez, isso nos mostra que bastam a disciplina, o foco, a determinação e, claro, a ajuda de alguém que conheça o assunto."

Minha aluna Dai

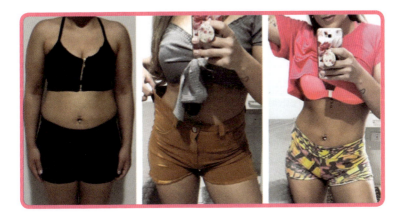

"Gi, ainda não me manifestei em torno dessa volta tão difícil para muitas mulheres, mas resolvi mandar pra você esse antes e depois e dizer o quanto você é excepcional, se é essa a palavra.

Estou já na fase 2, mas minha barriga já é melhor do que antes da gestação.

Comecei com seis meses de pós-parto por desconhecimento.

Demorei para começar, gastei muito dinheiro com massagem, academia e LPF.

Acho que você até está acostumada a ver isso, não é?!

Gi, você é LUZ!

Obrigada por esse programa incrível."

Para encerrar, mais um depoimento lindo!

> Queria muito agradecer você por ser uma pessoa incrível e ajudar as mulheres a terem esperança novamente. Sou muito grata. Hoje fez uma semana que estou a fazer seu programa e vi resultados incríveis. Muito obrigada mesmo! Beijinhos de Luxemburgo.

Exercícios com o poder de efeito de cinta modeladora permanente

"Gizele, por que você diz que seu método tem o efeito de cinta modeladora permanente?"

Uma das queixas associadas à diástase e à gravidez é ter perdido a cintura, pelo fato de ela ter ficado reta e às vezes até com um aspecto arredondado.

Mas, com os exercícios, novamente a cintura vai se moldando. E é por isso é que eu chamo de cinta modeladora permanente, pois os exercícios têm a ação e o efeito de fazer esses músculos, principalmente um músculo chamado transverso, recuperar a forma do corpo.

Eu chamo de cinta modeladora permanente porque é a ação e o efeito que esses músculos abdominais fazem quando são trabalhados da forma certa.

O modo pelo qual eu trabalho a recuperação dos músculos e a organização do corpo produz exatamente esse efeito.

Veja a imagem a seguir:

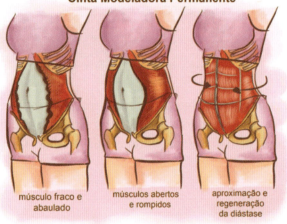

Fechamento da diástase com efeito de Cinta Modeladora Permanente

músculo fraco e abaulado | músculos abertos e rompidos | aproximação e regeneração da diástase

Quando trabalhamos de uma maneira profunda, e não apenas com exercícios que agem mais na superfície, é exatamente isso o que acontece. A cintura volta.

Atuar como uma cinta natural é a função de um dos músculos principais da nossa barriga: o transverso do abdômen. É, esse nome é estranho mesmo.

A forma do músculo transverso é naturalmente parecida com uma cinta ou corselete, portanto ele já é nossa cinta modeladora natural. Eu sempre brinco que é a cinta modeladora criada por Deus.

Então, recuperando esses músculos e mais os outros, você terá sua cintura afinada, por isso eu digo que os exercícios têm o *efeito de cinta modeladora permanente*.

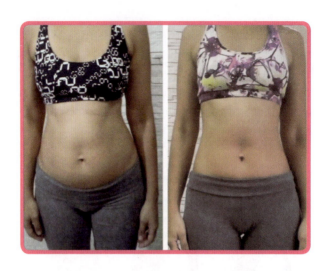

Essa é a minha aluna Sheila, que recuperou sua cintura e fechou a diástase. Uma das coisas que ela mais sentia quando iniciou o programa, além do estufamento, era ter perdido a sua cintura linda e marcada.

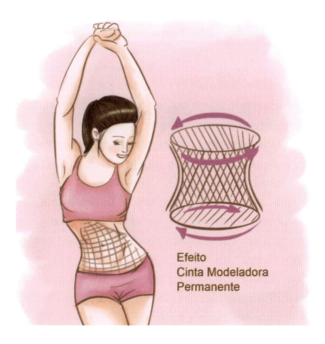

Efeito
Cinta Modeladora
Permanente

No próximo capítulo, explicarei com mais detalhes o mito de usar cinta modeladora, se ela realmente reverte a diástase e os malefícios que provoca no corpo.

"E, Gizele, como sei que a diástase está sendo revertida?"

Essa é uma pergunta comum porque, muitas vezes, vemos a barriga reta, mas não conseguimos saber se realmente a diástase está sendo revertida.

Por isso que um dos resultados que faço questão de mostrar é exatamente a mudança da diástase no autoexame – teste da diástase.

Veja estes resultados incríveis e reais das minhas alunas no teste da diástase.

Para reverter uma diástase, não temos que diminuir apenas as medidas, mas também regenerar o tecido no comprimento e na profundidade desse rompimento.

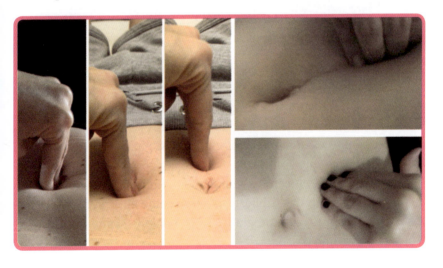

Com uma diástase revertida, sua mão não afunda mais no teste da diástase!

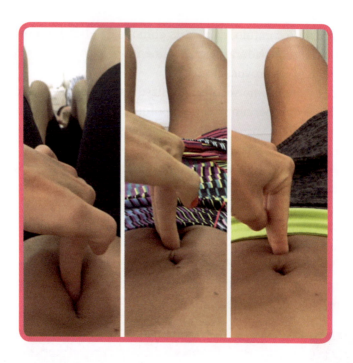

É exatamente essa reversão e regeneração que muitos profissionais dizem que não é possível fazer sem cirurgia.

Pois eu estou mostrando que é, sim, possível.

Além da barriga reta, a regeneração da diástase pode acontecer com os exercícios certos e mais uma pitada de disciplina, foco e uma mente confiante.

Agora que avançamos bem no seu entendimento sobre a diástase, a partir das explicações sobre como eu a reverto com os três pilares do meu programa de exercícios, estamos prontas para o próximo passo.

Existem alguns pontos extremamente importantes que você precisa entender.

Vamos passar por eles a seguir, mas, antes, eu quero dar uma boa notícia.

Talvez seja a notícia que você espera há um bom tempo.

A sua barriga tem jeito.

Sim, tem jeito. Não importa o que você já escutou.

Não importa há quanto tempo você teve o seu filho ou filha.

Ou mesmo se você chegou a desistir. Tem jeito e eu vou comprovar.

Preparada?

5 A SUA BARRIGA TEM JEITO

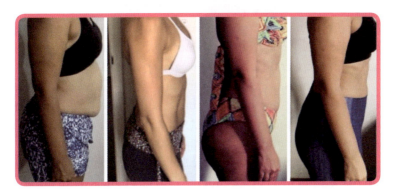

"Depois da minha segunda gravidez, senti minha barriga muito pior. Os anos se passaram, retornei aos exercícios, mas a barriga e a flacidez estavam lá. Comecei a procurar médicos para cirurgia. Ao assistir o vídeo de uma blogueira, ela contava que não teve sucesso na sua cirurgia. Nos comentários, vi várias pessoas falando da Gizele Monteiro, e foi quando visitei o perfil dela no Instagram e vi o resultado de uma colega de trabalho. Meu marido, vendo minha animação, me presenteou com o programa. Está funcionando e cada dia melhor! Muito obrigada, Gizele, você tem recuperado minha autoestima."
Nádia

Já demos passos muito importantes até aqui para que você entenda que sua barriga tem jeito!

Neste capítulo, vou falar sobre os caminhos errados e vou mapear a trilha que você precisa seguir para não perder mais tempo, dinheiro e não errar mais ao recuperar sua barriga da diástase.

E, se por acaso você já pegou algum desses caminhos errados e está desanimada, frustrada, então entenderá por que não obteve melhoras com o que fez.

Desse modo, você terá a clareza do que precisa fazer e quais foram os seus erros.

Como quebrar o ciclo da frustração – outro caminho além da cirurgia

A importância de entender os caminhos errados é justamente que você veja por que eles deram errado. E, dessa forma, os erros a conduzirão a confiar e trilhar o caminho certo.

Muitas vezes, as alunas me dizem: "Sabe, Gizele, tô entendendo agora por que tudo o que eu fiz não deu certo. Agora sei o que fazer e isso me traz um grande alívio e nasce uma esperança".

Eu converso muito com minhas seguidoras e alunas.

Hoje, escrevendo este livro, já são mais de 407 mil seguidoras no Instagram, mais de 223 mil no YouTube e mais de 16 mil alunas no meu programa, em mais de trinta países, então imagine o quanto já li de mensagens. Estou ao longo de todo esse tempo lendo, ouvindo, entendendo os sentimentos e medos de vocês.

Com tudo isso, fica mais fácil identificar as rotas erradas que vocês tomam.

E foi também por isso que consegui entender como é possível, mesmo depois dos anos e dos caminhos que não deram certo, encontrar um que pode livrá-la da cirurgia.

O que descobri nesse período é que a barriga mexe tanto com um aspecto emocional negativo da mulher que, depois da primeira tentativa frustrada, a primeira coisa que vem à mente é *eu desisto. Essa barriga não tem jeito.*

E eu descobri que grande parte *desiste* mesmo.

Muitas vezes, até ficam buscando ajuda, mas totalmente descrentes.

E as respostas para justificar por que desistiram são:
- Eu acho que não tem jeito.
- Tenho medo de tentar de novo e não dar certo.
- Já vou direto para a cirurgia mesmo, porque já acaba de uma vez.
- Não sei mais o que fazer, porque o que fiz não deu certo.

Alguma dessas queixas devem fazer parte do seu universo.

Há também as que nem tentam por causa da grande decepção de terem ficado assim e questionam: "como fiquei assim? Por que isso aconteceu comigo?".

Esperavam que isso não acontecesse com elas.

Então vamos entender mais sobre esse ciclo para ver onde você se encaixa.

O ciclo da frustração e as experiências negativas na volta da sua barriga

O ciclo da frustração é a soma de várias experiências negativas que vocês vão tendo ao longo das tentativas de recuperação da barriga.

Vocês vão tentando uma série de técnicas e procedimentos, mas que em nada atacam o problema real, que é a diástase.

Vamos entender os passos do ciclo da frustração.

Sim, é incrível, mas existem caminhos que foram repetidos por quase todas vocês.

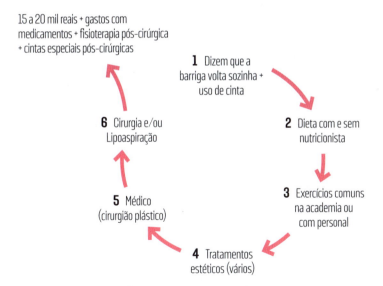

* Em qualquer fase desse ciclo, muitas vezes vocês são surpreendidas pela próxima gravidez, que piora o quadro da sua barriga.

Fases do ciclo da frustração
Como o ciclo da frustração afeta você?

A frase que mais leio e ouço é: "Gizele, mas eu já tentei de tudo".

Os traumas emocionais na sua autoimagem, as experiências frustradas de tudo o que você já tentou a fazem duvidar de que exercícios diferentes possam ter mais poder do que tudo o que você experimentou.

E, realmente, talvez você já tenha tentado tudo o que falei, mas eu expliquei por que cada uma das áreas faz parte desse ciclo da frustração.

Você tentou tudo o que não faz parte do caminho certo.

Treina e não melhora, faz dieta e não melhora, faz tratamentos e não melhora.

Vou dizer uma coisa muito séria: tudo o que você tentou ou gastou não atacou o problema da diástase. Então, é óbvio que não daria certo mesmo.

Sinto muito pelo fato de você estar descobrindo isso agora, mas você gastou dinheiro desnecessário porque não atacou a diástase.

Não existe razão para que você vá para uma cirurgia sem ao menos tentar recuperar seus músculos da maneira certa e reorganizar seu corpo.

Sempre busco conscientizar que os músculos fracos não são recuperados com uma cirurgia.

E fazer exercícios funcionais e especializados ajuda nesse fortalecimento.

E, de forma muito interessante, à medida que as mulheres descobrem a diástase, estão entendendo que às vezes as queixas que elas têm e que continuaram tendo mesmo depois de passarem pela abdominoplastia são por causa das imensas fraquezas e alterações que permaneceram por causa da diástase.

Dê uma olhada nos depoimentos dessa mamãe que, após fazer a abdominoplastia, continuava com queixas e acabou se tornando uma das minhas alunas, pois ainda sentia sua barriga estufada.

Minha aluna Selma – 11 anos depois da última gestação – iniciou o programa após uma cirurgia que ainda não a fez ficar feliz com a sua barriga

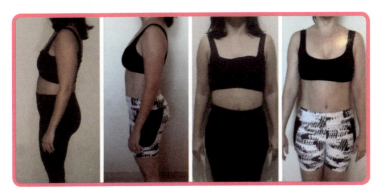

"Conheci a Gizele onze anos após a minha última gravidez. Tinha recém-realizado a cirurgia da diástase e hérnia umbilical. Nenhum médico ou esteticista, durante esses meus anos de busca na melhora da pele da barriga, tinham sido claros comigo em relação à diástase e às suas consequências com o passar dos anos. Além da baixa autoestima, a diástase também me trouxe dores nas costas, além dos escapes de xixi. E, por mais que eu fizesse atividade física e tratamentos estéticos, não conseguia ver nenhuma melhora significativa. Tudo isso foi desanimador por anos! Então, encontrei a Gizele por meio de buscas que eu fazia na internet e aderi ao programa Mães Sem Diástase. Os resultados têm sido incríveis, estou conseguindo e minha barriga está reta e lisa, o que tem melhorado minha qualidade de vida e autoestima a cada dia. Sou muito grata a essa profissional e à sua equipe por todo o carinho e dedicação."

Como você vê, fazer uma cirurgia não é ainda a certeza de que você terá sua barriga recuperada totalmente e sem sequelas.

Ainda assim, você precisará de exercícios. Explicarei com mais detalhes adiante.

Fase 1 do ciclo da frustração: espere um ano para sua barriga voltar

Você precisa esperar um ano para que sua barriga volte. Será mesmo?

Toda vez que vejo esse tempo ser citado me dá arrepios.

A primeira coisa que me vem à cabeça é: "mas por que tem que esperar um ano para ver se a barriga volta? Por que não fazer já a coisa certa para recuperar antes?".

De onde saiu esse tempo?

Este é um prazo estimado pelos médicos e estudos da fisiologia do corpo da mulher como uma referência ao tempo da recuperação fisiológica, mas em nenhum lugar diz que isso é em relação à barriga ou ao corpo.

Portanto, não diz que você tem que ficar esperando todo esse tempo.

Esse período também não se refere à questão estética, mas, sim, à saúde, para, quem sabe, você poder ter outro filho!

Quer ver um mito que ronda isso?

"Ah, Gizele, me falaram que minha barriga está assim porque meu útero ainda não voltou."

Para começar, você sabia que o útero leva em média *apenas* seis semanas para estar de volta a seu lugar e pequeno novamente?

Sim! O culpado pela sua barriga não é o seu útero, como muitas mulheres pensam.

Veja a imagem a seguir:

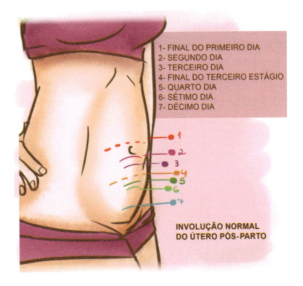

O útero, já passadas doze semanas de pós-parto, volta para a região pélvica. Não é ele que dá o tamanho da sua barriga.

Ele diminui, voltando ao seu tamanho normal.

Então... o culpado não é seu útero.

Eu sei que, quando você se depara com a realidade da sua barriga, olhando para ela ainda na maternidade, o natural é entrar em desespero e em choque.

Eu já tive seguidoras que me enviaram mensagens no dia seguinte ao parto.

Essa incerteza ao olhar para a barriga totalmente mole e flácida traz uma voz interior que diz: "essa barriga não vai voltar".

Muitas mulheres têm sua autoestima impactada na hora.

E muitas desconhecem totalmente esse fato, não esperando que isso aconteça.

As primeiras perguntas que vêm à mente são:
- Quando minha barriga vai voltar?
- Quanto tempo demora para ela voltar?

Daí surge o dito popular do tempo "oficial" – *um ano*.

E então o tempo vai passando e nada de melhorar. Ou, às vezes, até ocorre uma leve melhora, mas recuperar a barriga é algo que fica bem distante.

A primeira coisa que indicam e que você quer fazer é colocar a famosa cinta que toda famosa usa. Se a famosa faz e logo a barriga já está linda e chapada de novo, comigo também vai dar certo.

O mito da cinta modeladora

Como em geral a cinta faz parte dessa primeira fase do ciclo, falarei sobre ela a seguir.

Toda vez que falo nesse tempo de recuperação, sempre surgem as seguintes perguntas:

- A cinta ajuda a recuperar minha barriga?
- A cinta acelera minha recuperação?
- A cinta fecha a diástase?

O mito da cinta modeladora é algo tão forte na nossa cabeça que é um dos produtos mais vendidos no mercado feminino. Ela ronda a cabeça das mulheres há muitos e muitos anos.

Vamos pensar de uma forma mais coerente?

Se realmente a cinta ajudasse na diástase e na volta da barriga, ou até mesmo na perda de gordura da barriga, não teríamos problemas de barriga no mundo inteiro, certo?

Também não seria necessária a abdominoplastia e ela não seria uma das cirurgias mais realizadas pelas mulheres.

A grande maioria das mulheres tem pelo menos uma cinta, e infelizmente muitas se tornam "dependentes da cinta".

E a cinta não tem o poder de recuperar uma diástase com rompimento, pois não é capaz de regenerar um tecido lesionado e muito menos de recuperar a força muscular e as alterações corporais.

> Fraqueza, alterações articulares e posturais não têm como serem recuperadas de forma passiva pela pressão da cinta.

Pelo contrário, a cinta faz a função dos músculos abdominais, que são a parede de sustentação do corpo. Então, se alguém – a cinta – está fazendo essa função por eles – músculos –, como e por que eles irão trabalhar?

O corpo é extremamente inteligente para poupar energia.

Então, de modo adverso, a cinta deixará você mais fraca, mais disfuncional, e seus músculos, na verdade, ficarão preguiçosos.

"Mas, Gizele, então por que a gente vê um monte de famosas usando, um monte de propaganda falando bem da cinta?"

Boa pergunta! Só que normalmente essas famosas também não têm tantas alterações no corpo com a gravidez porque elas realmente se cuidam.

Há muitos anos, o universo feminino criou um mito ao redor da cinta. Talvez porque ela espelhe a cintura e a barriga dos sonhos. Se lembrarmos, lá atrás, as mulheres já usavam para deixar a cintura mais fina. E eu desconfio de que elas já usavam porque tinham diástase e a barriga não voltava por causa da gravidez.

Mas o fato é que estavam sempre com cinta.

Nunca víamos seus corpos sem a cinta. E uma das coisas que percebo é que a barriga de mulheres que usam cinta tem um músculo bem flácido, o que chamamos de hipotônico.

Daí vem uma outra pergunta muito comum que envolve a cinta: "Gizele, eu posso treinar com cinta?".

Bom... não. É a mesma coisa.

Para que você vai perder a oportunidade de treinar seus músculos? Se você usar uma cinta, seus músculos deixarão de ser fortalecidos. Não faz sentido treinar com cinta se eles precisam justamente ser fortalecidos.

Você precisa ativar de maneira poderosa esses músculos nos exercícios em vez de deixá-los descansando com uma cinta.

Você precisa usar os músculos – os transversos – que agem como uma cinta modeladora natural. E isso com exercícios certos.

Eu digo que meus exercícios têm o efeito de cinta modeladora, só que "permanente". Isso sim promoverá na sua barriga um "efeito cinta modeladora permanente".

Sua barriga ficará reta, durinha, e você terá sua cintura afinada e recuperada.

Bom, vamos retornar ao tempo de volta da barriga!

"Então, Gizele, afinal quanto tempo tenho que esperar para saber se minha barriga vai voltar?"

Já entendemos que não deve ser um ano.

Se seus músculos estiverem fortes e você não tiver diástase, eles devem responder aos poucos, melhorando já no primeiro mês. Os músculos estão fortes, sem diástase e com uma memória muscular positiva, e já no primeiro mês voltam naturalmente sem qualquer exercício no pós-parto.

Mas esse não é o caso da grande maioria das mulheres. Lembra que eu disse que mais de 60% das mulheres ficam com diástase?

Então não fique esperando! Se você já está há muito tempo em busca de uma solução, chega de esperar!

Assim que você tiver a liberação médica para exercícios, comece sua recuperação com o treino certo e especializado.

Fase 2 do ciclo da frustração: dieta – dietas da moda ou com nutricionistas

É incrível, mas uma das primeiras estratégias que as mulheres tentam para recuperar a barriga é a dieta. Fazem isso porque a primeira coisa que acham é que a barriga está com gordura.

Então é fato! Infelizmente, muitas ainda pensam que dietas são a solução para a barriga pós-gravidez.

Algumas recorrem a uma dieta sem informações, e outras, aos nutricionistas, para fazer algo mais acompanhado.

E, independentemente da escolha, conseguem emagrecer. Com mais ou menos qualidade nutricional, ocorre o emagrecimento.

Mas e a barriga? Sumiu?

Não! E exatamente por isso vejo muitas mulheres frustradas entrando e saindo de várias dietas porque as tais "gordura e barriga" continuam lá.

A queixa? A mesma! Emagrecem, mas a barriga continua lá.

O quadro a seguir é o resultado de uma enquete que fiz no meu Instagram. Veja a resposta dos nutricionistas que seguem meu perfil.

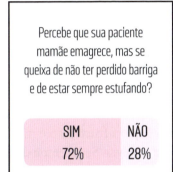
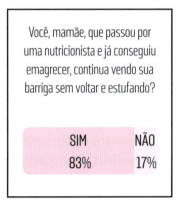

"Fiz acompanhamento com nutricionista, cheguei a 16% de gordura e a barriga não sumiu."

É tão comum e certa essa queixa que mesmo os nutricionistas percebem o que está acontecendo. Mas infelizmente não sabem o que fazer porque desconhecem a diástase.

Além disso, não faz parte do seu trabalho "tratar uma diástase", então as pacientes saem insatisfeitas com a dieta, achando que o profissional não resolveu sua barriga.

Com isso, vão pulando de dieta em dieta, tratamentos e tentativas.

Vou relembrar: diástase não é gordura, músculo fraco não é gordura. Por isso você pode até emagrecer, mas o volume abdominal continuará lá.

Além disso, as demais alterações do corpo vão continuar, porque isso também não melhora com dieta.

Depois de não dar certo, o próximo passo, então, é tentar incluir os exercícios, pois eles irão ajudar a "emagrecer" e, ainda, a melhorar o tônus da barriga.

Fase 3 do ciclo da frustração: exercícios – depois da dieta, a segunda escolha mais comum que normalmente vocês fazem são os exercícios

Às vezes, os exercícios estão junto com a dieta ou até junto com os tratamentos estéticos. Aí mesmo é que a frustração é maior, pois a tendência é pensar que nada irá resolver. Se já tentou dieta, exercícios e tratamento, nada mais irá adiantar.

Aqui, lembro que essa acaba não sendo a primeira opção, porque a grande maioria, na verdade, tem preguiça de fazer exercícios e prefere algo mais passivo, como a dieta, além, claro, de achar que a barriga é gordura.

E, quando vão para os exercícios, não sabem que precisam de algo certo e especializado. Os exercícios comuns, infelizmente, pioram a diástase.

E esses têm sido os relatos mais comuns. Começam indo para as academias, normalmente na musculação, ou fazendo Pilates. Algumas até fazem a opção por programas on-line em casa, mas em geral são os programas de emagrecimento com HIIT. Lembre-se: até então você pensou que a barriga era gordura.

Quando já treina, então, é inevitável o raciocínio de voltar para as atividades que praticava, como *crossfit*, treinamento funcional ou musculação.

Parte das mulheres que já treinavam relatam que foram aumentando as cargas, passando a treinar mais pesado, e, quanto mais treinavam, mais a barriga aumentava.

Coincidência?

Não: resultado do desconhecimento de que seu corpo não está preparado para vários exercícios ou pesos aumentados.

Veja um pouquinho dos erros que cometem:

> "Tudo! Tenho a impressão de que a minha diástase começou com treino inadequado no pós-parto, porque com sessenta dias minha barriga estava reta e ótima, e depois que voltei a treinar como se não houvesse amanhã, fazendo musculação indiscriminadamente, veio o estômago alto..."

Muitas, inclusive, cometem o erro de se matarem de fazer abdominais, o que, obviamente, piora todo o quadro também.

Então, leem alguma coisa sobre a diástase e, sem sucesso, cortam os abdominais, agachamentos ou então diminuem o peso dos outros exercícios.

Eu comparo esse tipo de ação a tapar o sol com a peneira. Ela não tapa realmente o sol e essas atitudes ou atividades realmente não revertem a diástase.

Daí vêm as famosas perguntas: "mas, Gizele, por que os exercícios tradicionais não funcionam?".

"E por que eles pioram a barriga e a diástase?"

A resposta é simples. Tão simples que, às vezes, parece até mentira.

Seu corpo não está preparado para fazer muita força. Normalmente, os exercícios comuns são intensos. Inclusive aqui existe sempre uma dica de fulano que diz que tal exercício é o melhor, o mais forte, o que pega mais etc.

Seu corpo precisa ser reorganizado nos pontos que foram modificados. Para isso, precisa de uma seleção de exercícios. Quando você volta para as atividades comuns, sai fazendo os exercícios sem ter essa seleção. Daí seu corpo não se reorganiza e, muitas vezes, alguns exercícios podem até acentuar mais as mudanças geradas pela gravidez;

Você precisa de exercícios para três pontos essenciais, como relatei no capítulo 4: períneo, postura e barriga. Exercícios tradicionais não trabalham esses pontos.

Bom, agora ficou evidente que recuperar a barriga e reverter uma diástase é simples, mas existe o caminho certo a ser percorrido.

Na próxima fase, muitas mulheres se perdem no mar da frustração porque esta acaba sendo a última alternativa de sucesso: os tratamentos estéticos.

Fase 4 do ciclo da frustração: tratamentos estéticos

Assim como algumas de minhas alunas, muitas mulheres seguem tentando e tentando aderindo a projetos fitness de blogueiras – influenciadoras, desafios de vários programas on-line (que, infelizmente, passam exercícios sem o compromisso real com sua evolução e melhora), tratamentos estéticos e, na hora da praia, está lá o maiô e a barriga de grávida.

Quando você chega a uma clínica com sua barriga na forma original, sem ter recuperado ou sem ter feito os exercícios para recuperar os músculos, sua pele ainda se encontra muito alterada, além também de toda a debilidade muscular ainda existir, causando um inchaço bem maior, e pior, com uma flacidez muito grande.

Nesse ponto, dificilmente você sai de uma clínica com só um tipo de tratamento. Em geral, um pacote de tratamentos é elaborado.

Pense comigo: qual barriga da foto a seguir teria mais tratamentos combinados e escolhidos? A primeira (do antes) ou a segunda (do depois)?

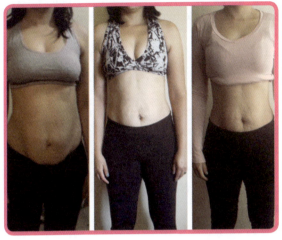

Antes   Depois

Obviamente, se chega a uma clínica com a barriga igual à da segunda foto, além de o tratamento ser mais pontual quanto ao que você realmente precisará, serão menos procedimentos e também menos sessões.

Parece tão óbvio quando a gente vê, não é verdade?

Mas não é, senão as mulheres não gastariam uma fortuna e não cometeriam esses erros.

Gosto de mostrar o resultado dessa aluna porque a pele dela teve muita melhora, mas ainda assim precisava de um tratamento. Então, agora é cuidar da pele, porque os músculos já fizeram a recuperação deles.

Os tratamentos mais comuns feitos nas clínicas são criolipólise, massagens modeladoras, massagens de vários outros tipos, incluindo a drenagem, a radiofrequência, injeções de enzimas, carboxiterapia, corrente russa e mais...

O fundo do poço começa quando você já passou por todas essas fases do ciclo da frustração, tentando de tudo.

A frustração só aumenta porque você gasta bastante dinheiro e os resultados e melhoras que tem são muito pequenos ou não acontecem.

Então, neste ponto do livro, você já precisa ter entendido que...

A diástase é um problema muscular e interno.
Não é um problema de pele ou gordura.

A diástase também está envolvida com muitas alterações no corpo, como vimos nos capítulos anteriores.

Passada a fase três do ciclo da frustração, você já estará convencida de que a cirurgia será o único caminho. Todo este desconhecimento leva você a pensar que esta é a única opção que lhe resta.

Mas vamos conhecer algumas verdades escondidas sobre a cirurgia? Será que ela é realmente tudo isso?

Fase 5 do ciclo da frustração:
a cirurgia não recupera você verdadeiramente

As mulheres que passam por todas essas fases começam a acreditar que a cirurgia é o único caminho.

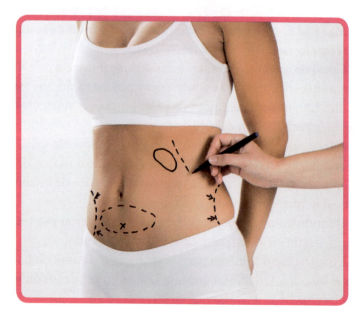

Principalmente se você foi ao médico! O médico confirmará isso: sua barriga só terá jeito com a cirurgia.

Mas meu papel agora, nesta fase 5 do ciclo da frustração, é desconstruir essa teoria com algumas verdades escondidas.

Recebo muitas mensagens assim: "Gizele, mas eu fui ao médico e ele me disse que minha barriga e a diástase só terão jeito com cirurgia".

Eu sei que é difícil você acreditar, afinal *o médico falou*.

A primeira coisa que você precisa fazer é se abrir para a ideia de que, mesmo o seu cirurgião plástico tendo muito conhecimento, ele está falando sobre o que *ele* sabe.

Médicos só conseguem ajudar você com o que eles sabem fazer: médicos sabem *operar*.

Vamos entender que a formação de um médico cirurgião plástico é *operar*, então ele se dedica mais ao estudo e à realização de cirurgias.

Começamos por aí. Entender que essa é a verdade dele, mas não é a única verdade para o seu caso.

Como especialista e estudiosa na área de exercícios, com mestrado, investigando há anos esse tema, atuando em meio acadêmico, atendendo na prática minhas alunas e testando muitos exercícios, encontrei um caminho para reorganizar e recuperar sua barriga e corpo.

Estudei por anos quais exercícios têm mais efeito e eficiência nos músculos com diástase.

Estudei muito sobre do que seu corpo precisava para fechar esses músculos, regenerando seus tecidos como se fossem costurados.

Tenho muitos resultados em alunas que chegaram com diagnóstico cirúrgico.

O trabalho feito nas redes sociais e a ajuda de artistas, como as cantoras Sandy e Negra Li, apresentadoras como Sabrina Sato, e das influenciadoras Adriana Sant'Anna, Mica Rocha, entre outras, fizeram com que as mulheres pudessem conhecer o problema da diástase que as afligia e ver que existe outra opção além da cirurgia.

Você sabe realmente como é uma abdominoplastia?

Como é a abdominoplastia

A abdominoplastia é uma cirurgia complexa.

Você sabe, por exemplo, por que a cicatriz é tão grande?

É porque toda a sua barriga tem de ser aberta para que toda a pele seja suspensa.

Por isso o corte no quadril tem que ser tão grande, pois só dessa forma seus músculos poderão ser "costurados".

Então não é uma cirurgia tão simples. Para que sua pele seja suspensa, ela precisa ser "descolada" dos músculos.

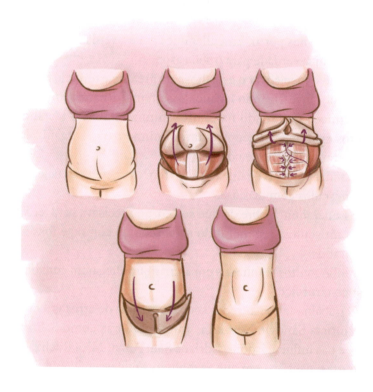

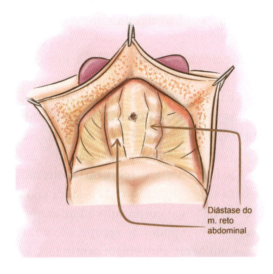

Vista superior: toda a sua pele precisa ser suspensa para que seus músculos possam ser costurados.

Aqui, quero frisar algumas queixas que acontecem em relação à cirurgia.

Em primeiro lugar, a cirurgia não recupera sua força muscular.

Muitas mulheres, aliás praticamente todas, pensam que, depois da cirurgia, seu corpo será perfeito. Idealizam-no como se nada tivesse sido modificado pela gravidez.

Já expliquei, nos capítulos anteriores, que a gravidez deixa todos os seus músculos fracos, as articulações soltas, a postura alterada. Então, uma cirurgia não tem o poder de recuperar tudo isso. Uma cirurgia não vai reorganizar todo o seu corpo nem a sua postura.

Mas um dos aspectos mais importantes que vejo na cirurgia e que as mulheres não sabem é que ela não recupera nem reorganiza seu corpo.

"Como assim, Gizele? A gente vê resultados excelentes em muitas fotos."

Realmente, existem casos cujos resultados são ótimos, contudo, ainda assim, isso não significa que o corpo em questão esteja recuperado.

As fraquezas e alterações internas não serão recuperadas sem exercícios.

Além disso, há algo que muitas pessoas ainda desconhecem.

Recebo várias mensagens de mulheres que continuam infelizes com seu corpo mesmo tendo passado pela cirurgia.

Calma... vou explicar, mas preste atenção!

A cirurgia não fortalece nem reorganiza seus músculos que estão fracos com as gestações. A cada gestação houve grande perda de força. Então, seu corpo sofreu tantas mudanças que uma cirurgia não tem o poder de recuperá-lo e reorganizá-lo. Com isso essas mulheres continuam sentindo que seu corpo não voltou.

Lembre-se de que, além da abertura causada pela diástase, esses músculos e seu corpo estão totalmente fracos. Seu corpo está desequilibrado nos músculos e com a postura alterada.

A cirurgia vai apenas costurar sua diástase e puxar a pele que está sobrando. Porém, essa pele também não é real... lembra?

Leia este depoimento da Rachel.

Minha aluna Rachel – mãe de 5, 4 gestações, sendo a última gemelar

"Gi, seu programa me ajudou muito. Eu fiz a cirurgia, mas ela só puxou minha pele. E olhe lá, porque mesmo assim a pele não aderiu, ficou flácida, parecia até descolada. A barriga pós-cirurgia continuou estufando, continuou com o estômago alto e não voltava. O que mudou mesmo a minha barriga e o formato dela foram os seus exercícios. Foi com eles que comecei a ter consciência do meu corpo e do que eu tinha que fazer. E até dirigindo (*risos*) eu fazia os exercícios de ativação e contração do períneo. Depois que a gente aprende, em qualquer tempinho a gente usa o corpo; esperando uma consulta, lá estava eu (*risos*). E na academia, também seguia os seus exercícios. Eu aprendi a contrair minha barriga nos exercícios para o corpo; a manter a contração na respiração. Foi seu método que começou a mudar a aparência dos meus músculos, devolvendo minha barriga reta de volta."

Esta é uma seguidora que me acionou depois de uma live.

> "Oi, Gisele, deixa eu te perguntar. Quem já fez abdominoplastia ainda pode fazer esses exercícios para diástase? Só fiquei sabendo que existia essa tal de diástase agora kkkkk, depois de dezoito anos que fui mãe e de uma cirurgia plástica. Mas minha barriga, mesmo com a cirurgia, nunca ficou como eu sonhei."

Mais uma para você entender que essa dúvida e a abordagem são comuns. Isso só está começando ser conhecido e discutido agora porque até então ninguém sabia sobre a diástase ou sobre essas alterações do corpo. Eu costumo dizer que eram as vozes escondidas. Agora vocês têm com quem falar! Conhecem o problema!

> "Eu já tive dois filhos e, após a segunda gestação, fiz adbominoplastia, é uma lipo, porém o estômago continua alto e sinto muita tristeza por isso. Tem jeito?"

Vimos, neste capítulo, a evolução da Rachel, que se tornou minha aluna depois da cirurgia. Ela me procurou justamente porque continuava com a barriga inchada, além, claro, de seu corpo todo estar alterado.

Frequentemente, recebo queixas de que a barriga continua inchando, o estômago alto não melhorou, de que a barriga às vezes até está baixa, mas está flácida quando toca. Ainda existe a sensação de *geleia*.

Desculpe usar esse termo – geleia –, mas é exatamente assim que as mulheres falam quando conversam comigo. Isso significa que a sua barriga ainda fica mole quando você a toca. Fica sem o que chamamos de tônus, sem a firmeza ou o "durinho" com que toda mulher sonha.

E é justamente por causa dessas fraquezas e debilidades que muitas mulheres continuam tendo dor nas costas, escapes de xixi, entre as várias sequelas que eu já pontuei no capítulo 3. O fato de fazer uma cirurgia e reconquistar o lado estético não significa que seu corpo está realmente recuperado.

Riscos da abdominoplastia

Meu foco aqui não é ficar falando nem expondo detalhadamente os riscos de uma abdominoplastia. Como toda cirurgia, é óbvio que existem riscos. Tanto que muitas mulheres relatam sentir medo. Medo por "n" motivos.

Então, quero deixar claro, mais uma vez, que a abdominoplastia é uma cirurgia delicada e que deve ser sempre a última opção.

Vejo hoje em dia certa banalização de procedimentos cirúrgicos, como se fossem algo simples e sem riscos. Às vezes até parece que as pessoas estão indo para um spa fazer um tratamento corporal.

Vamos ficar atentas e deixar sempre a cirurgia como a "última" opção.

Vou citar alguns riscos que você pode encontrar facilmente em relatos de mulheres, sites médicos e até mesmo em buscas mais acadêmicas.

Risco de vida: como em qualquer cirurgia, sempre existem riscos

Os maiores riscos de complicação de uma abdominoplastia são:
- trombose;
- embolia pulmonar;
- sangramento;
- necrose;
- fibrose na região da barriga, deixando a pele enrugada, com aspecto de casca de laranja e toque rígido da pele.

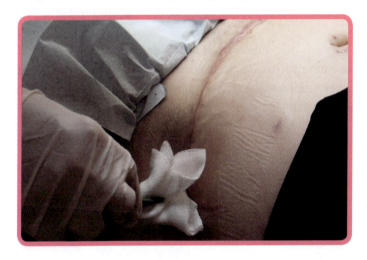

Poucas mulheres sabem desses riscos. A fibrose é a formação de tecido conjuntivo num local como parte de um processo de cicatrização. É uma cicatrização interna. Como toda a sua pele é descolada dos músculos, há o risco de a fibrose acontecer. O tecido conjuntivo cicatriza de forma irregular e endurecida.

Entre os médicos e a literatura na área não existe um consenso sobre quem está mais propenso a apresentar fibrose após a abdominoplastia.

Você pode encontrar vários exemplos desse enrugamento em uma rápida pesquisa na internet.

Há pessoas sofrem de tipos mais severos de fibrose, tratados pela literatura médica como "defeitos pós-cirúrgicos", sendo, inclusive, casos de estudos para testes de técnicas de reparação.

Com certeza, são resultados que não estamos acostumadas a ver. Em geral, apenas o lado bom da cirurgia vem à tona.

A recomendação para a recuperação pós-cirúrgica é a drenagem linfática especializada. Mais adiante, relatarei os gastos com esse procedimento.

Caso a fibrose ocorra, você terá ainda mais despesas, porque serão necessários outros tipos de tratamento também.

Fibrose na cicatriz da cirurgia

Esse é um risco mais estético, mas que não deixa de preocupar a mulher, uma vez que normalmente ela faz a opção pela cirurgia por uma questão também estética.

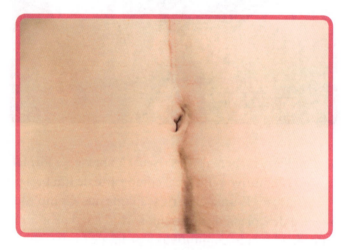

Veja nas imagens a seguir os dois tipos mais comuns de cirurgia.

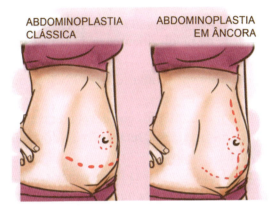

Devido ao fato de o corte feito na abdominoplastia ser grande e abranger toda a parte baixa do abdômen, existe a possibilidade de ficar com uma fibrose grande também.

Essa cicatriz enorme é uma das preocupações estéticas que as mulheres têm.

Quanto custa uma abdominoplastia?

Uma cirurgia custa entre 15 e 20 mil reais. Isso, ainda, dependendo do médico e da clínica em que é feita.

Esse preço elevado é justamente um dos motivos pelos quais tantas mulheres passam anos com a barriga disforme, infelizes e com baixa autoestima.

Já vi várias delas que contraíram dívidas e fizeram empréstimos para conseguir fazer a cirurgia. Outras que enfrentaram uma crise no casamento porque nem sempre o marido entende o nível de frustração para a realização de uma cirurgia.

Mas, além da cirurgia, existem outros gastos que você desconhece.

> Um gasto extra com a cirurgia que ninguém, antes de fazer, considera.

Você já viu quanto os remédios estão custando?

Se ao contrair uma gripe ou uma infecção gastamos tanto, imagine a quantidade de medicamentos mais caros e potentes que uma cirurgia exige.

Fui pesquisar para você conhecer a realidade de que ninguém fala. Você terá que gastar com:

- Remédios: os medicamentos que devem ser comprados antes e depois (anti-inflamatórios, remédios para dor, medicamentos preventivos de trombose).
- Drenagem linfática especializada: você precisará dela para que não haja fibrose e sua barriga fique como uma casca de laranja. Você realizará cerca de 10 a 15 sessões desse tratamento, com um profissional especializado em tratamento pós-cirúrgico, e desembolsará, em média, de 1 a 2 mil reais, de acordo com o nível do profissional que irá atendê-la.
- Uso de cinta pós-cirúrgica: não são cintas comuns e são mais caras. São cintas com recomendação médica. A indicação será de duas cintas para que você possa manter a higiene pessoal adequada.

Como pode ver, são gasto dos quais as mulheres não têm muita ideia, mas são reais.

Flacidez na pele tem jeito sem cirurgia?

Uma das primeiras coisas de que as mulheres duvidam é que o exercício possa melhorar a flacidez de pele.

Com isso, muitas acabam considerando que a cirurgia é a única opção, por conta da pele flácida e caída que fica sobrando, um dos motivos que levam as mulheres a recorrer à cirurgia plástica.

Quando você olha para sua barriga e vê aquela pele flácida, solta, caída, imediatamente pensa: "Meu Deus, isso não vai voltar. Vou ter que fazer uma cirurgia para tirar, cortar todo esse excesso, tudo isso que está sobrando!".

Com o passar do tempo e como nada muda, você começa a ter certeza de que essa pele nunca mais vai voltar e que o único caminho é a cirurgia.

Mas o que vou falar agora vai derrubar tudo o que já ouviu e leu até hoje sobre a pele.

A pele pode melhorar. Ela não é um tecido inerte, que não responde ao exercício.

E, na verdade, as pessoas também não conhecem esse efeito poderoso que os exercícios certos podem ter sobre a pele.

Os músculos são a chave do sucesso na recuperação da sua barriga.

Veja quantos resultados surpreendentes minhas alunas obtiveram com a melhora da pele. Esses são resultados que não têm tratamento.

Imagine a flacidez e o avental depois de três gestações, sendo a última ainda de gêmeos, que estica muito mais a pele, acentuando o problema da pele já flácida em decorrência das gestações anteriores. Esse foi exatamente o caso da minha aluna Karinna, que apresentei no capítulo 2. Lembra?

Agora, vou mostrar mais dois casos de alunas que tiveram a barriga avental e com pele flácida. Veja que, independentemente do tipo, elas obtiveram melhoras.

Minha aluna Dora, de Portugal – 3 gestações

Essa querida aluna, a Dora, tem uma história incrível. Ela é de Portugal e mamãe de três!

Depois de muitas tentativas, todas frustradas com os vários tipos de tratamentos, encontrou a força para iniciar meu programa.

Dora se motivou tanto que, junto, fez uma dieta. Apesar de ter conseguido emagrecer 5 quilos, ela tem a consciência de que esse resultado de melhora da sua barriga não foi com o emagrecimento. Dora já tinha emagrecido antes com outros tratamentos, portanto sabia que só emagrecer não resultava nisso.

Nitidamente a melhora veio por intermédio do meu programa, pois até as estrias suavizaram e a pele ficou menos flácida.

Veja que depoimento lindo:

"Gizele, eu tinha uma barriga avental, com estrias e diástase, depois de três gestações. Minha última gestação foi há três anos. O resultado foi notório desde os primeiros cinco dias de treino. Estou apaixonada pelas novas formas e sei que ainda vou melhorar mais. Já perdi 19 cm de abdômen, minha flacidez de pele melhorou e as estrias suavizaram muito. Com uma dieta e os exercícios do programa, já emagreci 5 quilos. Pela primeira vez em anos estou tendo coragem de ir à praia no verão de biquíni. Estou muito grata, Gizele querida!"

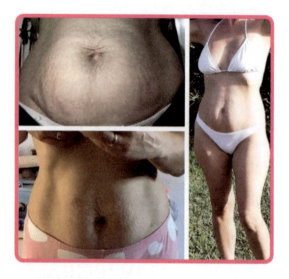

Minha aluna Karinna – 3 gestações, a última delas gemelar
Quer uma pele que sofre mais que a da barriga das mulheres que têm gravidez gemelar?

Imagina quando é a terceira gestação.

Todas as vezes que posto casos assim, sempre me perguntam: "mas ela fez cirurgia? E a pele? Como essa pele voltou?!".

A pele voltou porque a reversão e a recuperação dos músculos abdominais têm o efeito de trazer a pele de volta para o seu lugar. A partir daí, existe a possibilidade de recuperação.

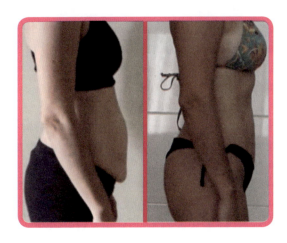

Lembra que comentei que a fibrose acontece nesse tecido que liga a pele aos músculos? Pois é exatamente esse tecido que, ao ser recuperado, puxa a pele para o lugar, e assim ela também é recuperada.

Conseguimos saber e prever o quanto ela vai se recuperar?

Não, não conseguimos. Aqui entram a sua condição genética e também os cuidados extras, como hidratação, nutrição e uma boa alimentação.

O grande problema é que a pele, sem os exercícios certos, não tem a menor chance de ser recuperada, porque toda a parte interna ainda não passou pelo processo de recuperação.

Quero ressaltar que os exercícios do programa terão um resultado muito importante também na recuperação da pele.

Cremes ajudam na melhora da flacidez da pele?

Uma das coisas que mais me perguntam sobre a pele é se existe algum creme que ajude de alguma forma.

Pois bem: cremes podem, sim, ajudar de forma paralela, mantendo a hidratação e a nutrição da pele, mas seus efeitos podem ser potencializados a partir do momento em que você estiver fazendo a recuperação dos músculos com os exercícios certos. Quando a pele já está retraindo – porque os músculos estão voltando para o lugar –, os cremes podem potencializá-la.

Um bom creme, com compostos naturais e também uma composição adequada, proporcionará hidratação e nutrição para a pele.

Você já observou como fica a pele do seu rosto quando você cuida? Quando você hidrata, nutre, esfolia?

Ela revive, ela fica brilhante, macia.

À medida que os músculos ajudam a pele a voltar para o lugar, é importante que você mantenha os cuidados básicos de hidratação e nutrição.

Agora, vamos trabalhar o seu emocional naqueles pontos que a impedem de dar o último passo e conseguir finalmente estar livre de todos os pensamentos e crenças que a impedem de ter a barriga de volta.

Vamos conhecer os maiores sabotadores da sua barriga.

6 O ACELERADOR DE RESULTADOS: ELIMINE OS 6 MAIORES SABOTADORES DA SUA BARRIGA

"Quero desde já agradecer demais à Gizele e a todos da equipe. Estou só no começo e já me sinto tão realizada e forte para continuar. A Gizele fala no começo do vídeo do programa que tem uma missão. Missão é para aqueles que mudam sua própria vida e a dos outros ao seu redor para melhor. A missão dela é transformar a nossa 'missão' de ser mãe em algo ainda mais transformador."
Julia

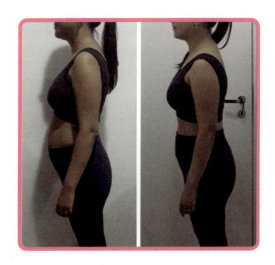

Nossa, que alegria!

Você está comigo nesta jornada e chegamos ao capítulo 6.

Agora, eu a ajudarei a reconhecer e a eliminar os seis maiores sabotadores da volta da sua barriga.

Você será conduzida ao caminho certo para vencer e acelerar seus resultados da volta da sua barriga.

Muitas mulheres ficam paralisadas, sem ação diante do diagnóstico médico de que nada adiantaria a não ser a cirurgia para ter a barriga de volta. Outras acham que qualquer outra opção de melhoria é anulada pelo fato de a diástase e a barriga estarem muito severas. Mas afirmo que não é verdade.

É claro que são casos mais delicados, quando a pele foi atingida com estrias e bastante flacidez, ou uma diástase muito grande e severa, contudo são as suas atitudes de autoconfiança e disciplina, aliadas a um método correto, que vão fazê-la trilhar o caminho certo rumo ao sucesso.

Por isso quero conscientizá-la de que os maiores sabotadores de resultados estão na sua mente e nas suas atitudes de determinação e não propriamente na severidade da sua barriga ou nas alterações em seu corpo.

Quando encontra o caminho da *determinação* e do *querer mudar*, você encontra forças para enfrentar as fragilidades emocionais e as fragilidades do seu corpo para seguir rumo à reversão da diástase.

Eu fiz uma divisão de alguns passos importantes para ajudá-la a vencer cada sabotador.

Você vai poder refletir e lidar com ações práticas referentes a cada um deles.

Eu disse que daria a você o caminho e o mapa para essa vitória.

No capítulo 5, descobrimos quais foram os caminhos errados que você percorreu. Agora, você pode dar os passos em direção ao caminho certo.

Passo 1: identificar qual é o problema que ataca

Só conseguimos vencer algo que identificamos como sendo um problema que nos ataca. Inclusive, nesta etapa, muitas pessoas começam negando que esse é um ponto frágil. Isso de cara já mostra ser um processo de autodefesa ou autossabotagem. E entenda que não ocorre só com você. Ninguém gosta de saber que suas atitudes ou seu comportamento não estão corretos, e esse pode ser um dos pontos que a deixam paralisada para melhorar ou avançar na sua vida.

Exemplo: você nunca parou para pensar que não faz exercícios porque não gosta. E você vai dar um monte de desculpas.

Não tenho tempo! Não tenho disciplina! Não consigo fazer sozinha! Tenho medo de fazer exercícios errados.
Percebe? Você está fugindo do verdadeiro problema.

Passo 2: decidir mudar
Você identificou que esse sabotador pode pegá-la. Então agora decida: eu quero melhorar isso. Vou pesquisar, ver métodos, ver o que fazer e colocar na mente que mudarei meu estilo de vida e farei exercícios.

Exemplo: decisão: vou fazer exercícios.

Passo 3: fase de buscar e de se posicionar para mudar.
O que você vai fazer?
Você precisa saber o que fazer e como fazer, como melhorar! Precisa passar da análise e do movimento para a ação.

Exemplo: ter o que fazer e se preparar, organizar horários, agenda, roupas, equipamentos.

Passo 4: agir para mudar!
Você já sabe o que fazer, e agora é entrar em campo para a ação.

Exemplo: começar no horário que determinou o compromisso com você na agenda.

Todos os elementos sabotadores precisam exatamente dos 4 passos? Não, mas em alguns o passo da ação será muito importante para que você tenha estratégias para mudar.

Então, vamos lá! Ao ler cada sabotador, reflita e aplique os 4 passos.

Quem sabota você?

Sabotador "baixa autoestima"

Quando sua autoestima foi afetada ao olhar para a sua barriga na maternidade e pelo tempo que você deixou passar e não viu a melhora, parece que um botão ligou na sua mente.

Palavras e vozes ecoam na sua mente, e falaremos sobre isso mais adiante.

Mas o fato é que elas passaram a comandar a sua autoestima.

Toda semana recebo mensagens assim:

- Não consigo me olhar no espelho.
- Não consigo me relacionar com meu marido.
- Tenho vergonha do meu marido.
- Tenho vergonha do meu corpo.
- Minha autoestima está no chão.

E já vi frases mais pesadas, como "Tenho horror ao meu corpo", Tenho nojo do meu corpo".

Eu não sei se você está assim neste momento, mas, se estiver, quero lhe dizer que é possível melhorar. A sua barriga tem jeito e você chegou até aqui porque leu tudo o que compartilhei até agora. Então, confie!

E este capítulo vai ajudá-la a entender cada sabotador que a deixa paralisada, pensando que nada vai dar certo.

Por que falar de autoestima?

A palavra de Deus, em Provérbios 23.7, diz: "assim como você pensa na sua alma, assim você é!".

A forma como você se sente e se enxerga afeta diretamente sua energia e disposição.

Afeta suas ações.

E sabemos que, para que você se cuide, é importante ter energia.

Para fazer exercícios para a diástase, você terá que ter energia.

Se conseguir vencer essa barreira, o próprio exercício irá ajudá-la na melhora da disposição e também na autoestima.

Esse ciclo é maravilhoso!
Veja como é importante.

Além disso, toda a oxigenação que o exercício promove, mais as liberações hormonais, a ajudam também na sua disposição e, por sua vez, atuam no seu cérebro, dando a você prazer, energia e mais disposição.

Esse ciclo cria um processo fisiológico muito importante para a sua autoestima.

Além disso, a própria sensação do corpo melhorando a motiva.

Estudos e pesquisadores afirmam que...

"Quem começa a praticar atividade física ganha também controle emocional, aumento da autoestima, diminuição da ansiedade e melhora no humor.

Além dos fatores químicos do cérebro, como o aumento dos níveis de serotonina, que é uma substância responsável por aquela sensação de bem-estar, há também a melhora do fluxo sanguíneo geral do corpo e também do cérebro e controles neurais e hormonais do estresse e da ansiedade."

Claramente todos esses efeitos fisiológicos do exercício mudam o estado emocional e químico do seu corpo.

Isso joga sua autoestima lá para cima.

E outro ponto é que a mudança na condição da diástase e a melhora da sua barriga e corpo também promovem a sua alegria.

Lição de ação – superdica da especialista

Arrume-se, para não ficar o dia todo de pijama ou descabelada; faça uma maquiagem, arrume o cabelo, nem que seja com um lindo rabo de cavalo, mas se arrume.

Sinta-se viva!

Sabotador "culpa de mãe": não ser boa mãe, esposa, estar sendo egoísta por cuidar de mim, estar sendo vaidosa por cuidar do meu corpo

Logo que me tornei mãe, percebi que a culpa era uma grande inimiga. Tudo o que fazia ou deixava de fazer, para mim e para a minha filha, fazia com que eu me sentisse culpada.

Estranhei muito, e foi algo que tive que trabalhar emocionalmente na minha vida.

A primeira viagem a trabalho que fiz, deixando minha filha doente com meu marido, me deixou arrasada.

Até uma simples ida ao salão para fazer a unha tinha o peso da culpa.

Imagina, então, você dedicar de vinte a sessenta minutos do seu dia de mãe para fazer exercícios.

Sim... eu também passei por isso!

Mas, para você vencer a diástase, terá que vencer também a culpa por dedicar um tempo para você. Este é um dos primeiros sabotadores que atacam muitas mulheres. Em nossa cabeça, fazer exercícios soa como algo de vaidade, desnecessário, fútil, pelo fato de você precisar deixar seu filho por alguns minutos ou uma hora.

Infelizmente, poucos ainda veem exercícios como saúde.

Lembro-me de uma foto que a atriz Deborah Secco postou na academia e logo veio uma enxurrada de comentários. "E a bebê, está com quem?" "Nossa, já está deixando a bebê com a babá!"

Talvez, se ela tivesse saído para ir ao mercado e demorado mais, não teria sido tão atacada. Esse fato mostra ainda, infelizmente, que as pessoas acham que se cuidar no pós-parto é futilidade, vaidade, ou sei lá o quê.

As mulheres precisam entender que se cuidar depois da gravidez não faz parte da sua saúde. E especialmente que...

Reverter a diástase é saúde física e mental.

Pense comigo: já expliquei que a diástase é um problema muito mais sério e que não é simplesmente estético. Então você tem que encarar esse tempo que vai dedicar a si mesma como algo para cuidar da sua saúde física e mental.

Você estar bem consigo mesma a ajuda a ter equilíbrio para cuidar dos seus amados.

Imagine se você ficar travada, com dores nas costas, ou tiver uma inflamação no seu nervo ciático e não conseguir se mexer. Quem vai cuidar de você? E quem vai cuidar dos seus filhos?

Portanto, quando surgir a culpa de que você não é uma boa mãe porque está perdendo tempo cuidando de você em vez do seu filho, lembre-se: eu estou cuidando de mim para cuidar melhor dele.

Não deixe a culpa ser uma sabotadora e uma autopunição na sua vida.

Um estudo britânico constatou que mais da metade das mulheres não se sente orgulhosa do seu corpo.

E quer saber?

Fiz essa pergunta de maneira bem informal para minhas seguidoras do Instagram e o resultado foi que 88% delas não estavam resolvidas com seu corpo.

Fui desenvolvendo uma linha de perguntas para ver o quanto elas se cuidavam e agiam para mudar essa realidade, até que esbarrei na culpa.

Então perguntei:

"Como você lidou com a culpa de deixar seu filho para cuidar um pouco de si mesma?"

As principais e repetidas respostas dadas pelas mães foram:

- Não lidei ainda. Sofro todos os dias!
- Não sei lidar até hoje.
- Desconto na comida, comendo mais.
- Parei de fazer exercícios.
- Lido chorando.
- Sinto-me culpada por não ter esse tempo para mim.

- Escolhi um horário em que todos estão dormindo.
- A terapia me ajudou bastante a lidar com essa culpa.
- Refleti muito, preciso estar bem de saúde e autoestima para cuidar do meu bebê. Estar bem é tudo!

Lição de ação – superdica da especialista

Cole post-its ou um papel para visualizar se esse é um sabotador para você.

Diga: eu mereço cuidar de mim, cuidar da minha saúde, cuidar do meu corpo, para ter saúde física e emocional para cuidar da minha família. Comece a ter atitudes que expressem isso. Faça isso como uma lição.

Sabotador "não tenho tempo"

Talvez esta seja a desculpa mais usada por todos que desejam começar a fazer exercícios e não conseguem.

Talvez seja um dos pedidos mais feitos na listinha da virada do ano.

"Mas, Gizele, a nossa vida de mãe é corrida e, com o trabalho, é impossível fazer exercícios."

De verdade? No caso de nós, mães, é muito fácil apontar os afazeres e os cuidados com a família como os culpados pela nossa falta de tempo.

Como vou encaixar exercícios no meu dia se já trabalho fora, chego em casa e tenho que dar atenção para todo mundo?

Ou então... eu cuido da casa toda, dos filhos, não tenho quem me ajude. Como vou parar tudo isso para fazer exercícios?

E parece que a gente sempre usa a vida dos outros para arranjar uma desculpa.

Se não tem funcionária em casa é porque a *fulana* tem, e ela consegue porque tem quem a ajude e você não tem.

Se tem funcionária, é porque você se sente culpada por deixar sua família.

Se trabalha, é porque chega e está cansada, mas quem fica em casa é porque tem muita coisa para fazer em casa e também fica muito cansada com todos os afazeres.

E a verdade é que tenho alunas de todos esses perfis.

Então quem realmente consegue fazer exercícios?

Sabe quem consegue?

Quem se determina e consegue vencer os *obstáculos das desculpas*.

Quem se organiza e coloca os exercícios como *mais uma tarefa do dia!*

Será que é falta de tempo ou será que é *falta de organização e prioridade* na sua vida?

Todo mundo *sempre* terá uma justificativa e uma desculpa. Sempre!

Sendo mãe, então, mais ainda, porque realmente o número de tarefas que temos é grande!

Começar a fazer exercícios é uma *decisão*!

É uma decisão em cima do entendimento de que você precisa de exercícios para reverter essa diástase e precisa de exercícios para recuperar seu corpo das alterações que a gravidez provocou nele.

E pode ser que a sua justificativa para não fazer exercícios realmente seja muito boa e real.

Mas a grande verdade é que não passa de uma desculpa.

As pessoas não fazem exercícios porque não os priorizam na vida e não criam uma rotina organizada de atividades para isso acontecer.

Quando você consegue passar desse nível, vira um hábito. E, ao virar hábito, assim como tomar banho ou escovar os dentes, precisa fazer.

Outro dia, eu estava conversando com uma aluna gravidinha que é muito próxima. Ela estava em sua terceira gravidez e teve diástase nas anteriores. Ela já foi minha aluna do programa Mães. Revertemos e na terceira gravidez estávamos segurando a volta e a piora dela.

Perguntei como estavam indo os treinos. Ela me falou: "Gi, acredita que essa semana, com esse frio, eu fiquei com preguiça e não treinei?".

Daí eu respondi: "Ok, mas você teve a mesma preguiça para tomar banho e fazer várias coisas no dia, não é?".

Ela disse: "Sim, tive... é verdade!"

Eu perguntei: "Mas você tomou banho, não foi?!".

Ela disse, dando mais risada ainda: "Tomei".

"Todo dia?"

"Sim, kkkk... todo dia!"

Eu perguntei: "Por que você tomou banho?"

Ela respondeu: "Por que precisa, né?"

Na hora, ela já sacou o que eu queria dizer, mas mesmo assim eu disse.

"Pois é... você sabe o quanto os exercícios são importantes para a sua diástase, para você e seu bebê, né?"

Na mesma noite ela me mandou uma mensagem fofa:

"Gi... já treinei. Sua explicação foi muito clara. Eu tô com preguiça, mas eu preciso fazer kkkk."

Você pode pensar que, por trabalhar com exercícios, eu falo porque é fácil.

Não é fácil para ninguém, inclusive porque quem treina não é um ET.

É uma pessoa que, com sua decisão, venceu a sua maior desculpa, seja a preguiça, seja não gostar de exercícios, não ter tempo ou qualquer outra desculpa que apareça na nossa mente, que sempre tenta nos sabotar.

Elas venceram as desculpas e conseguiram tempo

Cada uma destas alunas tem uma história muito linda de foco e disciplina.

Por isso a história delas inspira e ajuda a entender que não tem essa de horário. Tudo é organização de rotina.

Ju Araes, EUA – 3 filhos, gestação de gêmeos há sete anos e a última há um ano

Acorda entre 5 e 6 horas da manhã!

É mãe de 3. Dorme às 22 horas, porque senão não consegue acordar às 5. Quando a postei pela primeira vez, ela acordando esse horário para fazer os exercícios, logo recebi comentários do tipo: Ah, mas isso é impossível. Meu filho não dorme à noite e por isso eu não tenho disposição. Eu não consigo treinar de madrugada.

Pois bem... a Ju enfrentou um longo período tentando adaptar a rotina de sono da filhinha. Muitas e muitas vezes, o cansaço venceu. Mas sabe o que era mais legal de ver nela? Ela nunca desistiu. Foi adaptando, adaptando, adaptando até encontrar um horário e uma estratégia na sua rotina em que conseguisse treinar e tomar banho, organizando-se para começar o dia.

Ela não ficou paralisada diante das dificuldades nem das desculpas do "eu não consigo".

A Ju é uma inspiração não pelo horário em que acorda, mas pela forma como foi buscando se ajustar *sem desistir*. Com foco na sua meta de recuperar o corpo.

Ela fez cursos para se aperfeiçoar em produtividade e encontrou uma rotina para não se sabotar nas desculpas. Venceu o sono e, principalmente, venceu a preguiça de acordar às 5 horas da manhã.

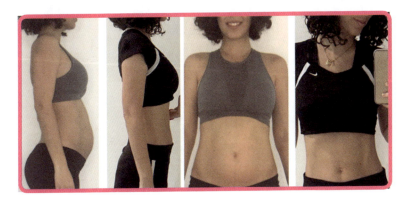

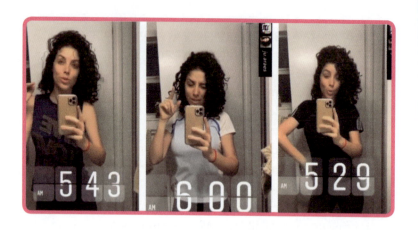

Daniela, RJ, Brasil – 3 filhos
Treinou desde a sua terceira gravidez

A Dani me conheceu porque seu médico me indicou para que houvesse a contenção da diástase na terceira gravidez.

Ela começou a fazer o Gravidez em Forma – Gravidez Sem Diástase e depois completou todinho o Mães Sem Diástase.

Daniela treinou a partir da terceira gravidez, tendo que administrar o tempo com os dois filhos.

E, no pós-parto, tinha que administrar a bebezinha, mais os dois outros filhos, para conseguir treinar.

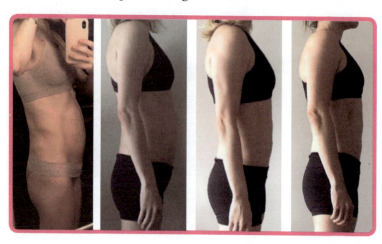

Como ela conseguia fazer os exercícios?

Depois que eles dormiam, Dani começava seus exercícios, que, aliás, faz até hoje porque ficou simplesmente apaixonada pelo programa, pelos resultados que ele promoveu e pela facilidade de treinar em casa.

Depois do treino, ela toma banho e vai jantar com o maridão.

Nunca deixou de treinar um dia sequer. Até me assustei quando me disse isso.

Daniela tinha uma diástase muito severa por ser a terceira gravidez. E essa diástase só não ficou pior porque ela treinou na terceira gravidez.

Com certeza teria tido uma sequela de um avental. A diástase era larga, profunda e muito comprida, abrangendo quase toda a sua barriga.

Se não tivesse feito o programa e a contenção na gravidez, com certeza o destino de sua barriga teria sido outro.

Percebe que é uma questão de organização?

Andréia, EUA – 2 filhos

Quero relatar esse caso com o próprio depoimento da Andréia, pois acho que ela toca em muitos pontos que relatei durante vários capítulos deste livro.

"'É assim mesmo, Andréia. Você carrega, no seu corpo, as marcas de duas gestações, e o seu corpo nunca mais voltará a ser o mesmo'. E é assim que começo meu depoimento, discordando dessa frase que me foi dita tantas vezes! Vou lhes contar a minha história e espero que, com ela, muitas mulheres vejam uma luz no fim do túnel, e se animem para terem seu corpo de volta ao que era antes, ou até melhor!

Durante minha primeira gestação, fiz ioga para grávidas, pelo YouTube. Muitos exercícios que Gizele condena estavam nesses vídeos. Por exemplo, fiz o exercício da ponte até meu terceiro trimestre! Depois que tive Benjamin, minha barriga ficou grande, e não voltava com os exercícios físicos que eu fazia. Uma amiga da igreja tinha me falado sobre diástase. Fiz o teste, e vi que tinha, mas não dei muita importância, porque achava que, vendo vídeos de exercícios para diástase, no YouTube, resolveria.

Quando Benjamin estava com 10 meses, engravidei de Lucas. Notei (não só eu!) que minha barriga ficou enorme! Até me perguntaram, na rua, se eu estava grávida de gêmeos. Eu achava que era normal, porque todos diziam que a barriga fica maior nas gravidezes subsequentes. Depois do parto, minha barriga ficou completamente deformada! Os meses foram passando, e nada da barriga voltar.

Muitas foram as consequências que carreguei no meu corpo, por conta das gravidezes. Sentia dores nas costas, dores durante as relações sexuais, muitos gases, escapes de xixi quando espirrava, falta de ânimo e energia nas atividades diárias, não tinha muita força nas minhas pernas e braços, que pareciam duas gelatinas, não conseguia mais me olhar no espelho, e nenhuma roupa do meu closet cabia em mim. Tudo isso baixou muito minha autoestima.

Foi aí que, pesquisando na internet, cheguei à Gizele, e comprei o programa dela. Tirei as medidas da minha diástase: 11 cm de comprimento, 2,5 cm de largura e os dedos entravam até a segunda junta (uns 3 cm). No início, não levei muito a sério os exercícios, porque não via muita resposta do meu corpo à ativação, de tão fracos que estavam meus músculos abdominais. Nem o controle da respiração eu conseguia ter direito! Muitas vezes, me senti desanimada, mas pensei que pior do que estava não poderia ficar, então, comecei a levar o programa a sério.

Separei parte do meu dia para cuidar de mim e fazer o programa. Todos os dias, acordo cerca de uma hora e meia antes de todos e faço o alongamento, postural na parede e a fase de volta da barriga. Depois do almoço, quando os meninos tiram a soneca deles, faço a planilha de corpo ou o circuito, alternando entre eles. Depois de uns meses, acrescentei andar de bicicleta pela vizinhança, geralmente pela manhã também.

Após pegar firme, comecei a sentir uma diferença enorme no meu corpo! Minha barriga começou a voltar, parei de ter dores nas costas, meu períneo se fortaleceu e não tenho mais escapes de xixi, tampouco dores nas relações, o que melhorou o relacionamento com meu marido.

Com a planilha e os circuitos, senti meu corpo se fortalecer e meus músculos aparecerem, novamente. Antes de ter filhos, era muito ativa e sentia muita falta disso. Passei a ter energia para fazer minhas atividades diárias, o que é extremamente importante, já que moro longe de família e amigos, e meus filhos dependem de mim para tudo, já que ainda são muito pequenos: Benjamin tem 3 anos e Lucas, 2. Minha autoestima melhorou, comecei a me alimentar melhor para intensificar o resultado dos exercícios. Enfim, voltei a cuidar de mim mesma, a me amar como mulher.

Além dessas mudanças, uma coisa muito interessante aconteceu! Eu canto na igreja, e, após o nascimento dos meus filhos, senti que perdi força na voz. Isso aconteceu porque não respirava mais corretamente quando cantava. Quem canta sabe que a respiração pelo diafragma é essencial, e eu só notei a falta dela quando voltei a respirar corretamente, com a ajuda do programa. Hoje, minha força na voz voltou, porque canto usando o diafragma.

Tudo isso ocorreu porque encontrei o programa certo para corrigir meu corpo. Quem dera eu tivesse conhecido quando grávida! Mas antes tarde do que nunca.

Hoje, a única marca que carrego como lembrança das minhas duas gravidezes é a cicatriz das cesáreas. Mas, diferentemente daquelas resultantes da diástase, essa não me deixa triste, não. Ela me completa."

Lição de ação – superdica da especialista

1. Liste todas as situações nas quais você acha que não pode ou não consegue incluir exercícios no seu dia: muitas atividades no dia (mas liste-as, quais são?), medo de fazer os exercícios sozinha, culpa de deixar seu(s) filho(s), o fato de estar sempre cansada, não dar conta de tudo, preguiça, ter muito trabalho, enfim…
2. Aplique os 4 passos. Você verá que conseguirá encontrar as soluções!

Sabotador "não sou prioridade – primeiro vêm os outros"

O que você prioriza no seu dia?

Você se prioriza em algum momento?

Não se priorizar sempre será um sabotador com que teremos constantemente de lidar, porque a mãe sempre coloca todos os outros em primeiro lugar. Claro que existem momentos em que isso tem que acontecer, mas, se não for algo fora do comum na sua rotina, você precisará encontrar um momento no seu dia também para se cuidar.

E na luta contra a diástase, para que você a vença, é necessário ter um momento seu para cuidar dela.

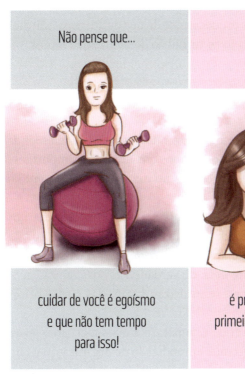 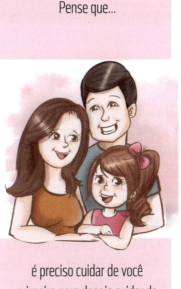

Não pense que... cuidar de você é egoísmo e que não tem tempo para isso!

Pense que... é preciso cuidar de você primeiro para depois cuidar da sua família!

É comum encontrar mães falando "eu esqueço de mim".

É muito importante entender se esse sabotador de não se priorizar pode também estar fundamentado na culpa. A culpa é uma forma de se sabotar e não se priorizar.

E o mais comum é a gente usar a desculpa "Não tenho tempo pra mim porque eu tenho que cuidar de todo mundo, do trabalho etc.". Ou: "Eu faço tudo e no final do dia estou tão cansada que só quero descansar".

Alguém se identifica?

Todas!

Exatamente todas nós passamos por isso!

A nossa jornada com casa, trabalho, filhos, marido, e, às vezes, até agregados, como nossos filhos de quatro patas, nos deixa exaustas.

É muito comum nos esquecermos de nós ou até nem ligarmos para nós mesmas em meio ao turbilhão de tarefas que temos.

> A maternidade nos consome emocional e fisicamente. Por isso sentimos tanto cansaço.

Entrar nesse ciclo de não se priorizar desgastará você mais ainda.

Isso acontece porque esquecemos que uma parte importante para termos energia e disposição no dia é exatamente cuidar de nós.

Os cuidados com a nossa saúde e a nossa autoestima nos revigoram, mas, na verdade, ninguém ensinou isso para nós.

Então, você terá que aprender e *reaprender* a existir numa nova versão e fazer parte dela, de verdade.

Terá que reaprender a se priorizar dentro das tantas prioridades que já tem.

Para algumas mulheres, é uma tarefa mais fácil, mas, para outras, não. Exige um grande aprendizado de organização e também emocional.

Às vezes, exige precisar de alguém.

Mas posso dizer que há uma luz no final do túnel.

Você vai descobrir que tem muito mais poder do que imagina. Vai descobrir que pode fazer muito mais coisas do que imagina. E vai descobrir que consegue fazer algo que os homens não fazem: duas coisas ao mesmo tempo. Em muitos casos, até três ou quatro, viu?!

Organização e rotina

Para se priorizar, as coisas mais importantes na sua vida serão: a organização e a rotina.

Se você quiser ter tempo para se cuidar, tempo para fazer os exercícios para reverter essa diástase, tempo para se curtir e se priorizar em algum momento do dia, terá que entender que a organização, mesmo que não seja perfeita (e nunca será), e a rotina caminham juntas.

> A rotina a gente consegue aprender também, assim como a organização das tarefas nela.

Ou você entende que isso precisa mudar, ou ficará dando desculpas e infeliz por um bom tempo.

E, sinceramente, não ficamos bem assim.

Criar uma rotina a ajudará na organização porque você saberá os momentos livres, os momentos para fazer cada uma das coisas.

A organização e a rotina a deixarão ágil.

Esse é exatamente um dos pontos que vejo nas alunas que conquistam resultados. Elas têm uma organização melhor.

Lição de ação – superdica da especialista

Para melhorar a sua organização e rotina, você precisa:

- Verificar se o seu ritmo melhor para exercícios é no período da manhã, da tarde ou da noite.
- Analisar sua rotina diária a partir das atividades das crianças: por exemplo, os momentos de soneca das crianças ou os momentos em que elas estão em alguma atividade que a deixe mais livre.
- Fazer um mapa (numa folha de papel) do dia e da semana para que você entenda a dinâmica da sua casa, das tarefas, dos filhos. Analise quando tem pelo menos trinta minutos para fazer os exercícios e também relaxar um pouco, respirar.
- Indicar todas as atividades que se repetem na semana. Fica mais fácil você entender a organização e a nova rotina, e incluir-se nela caso as atividades sejam repetitivas. Quando isso acontecer, terá um padrão de comportamento, que facilitará que você crie o hábito.

Sabotador "pessimismo – vitimismo – vozes inimigas"

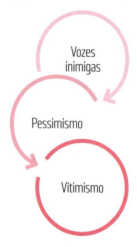

"Eu não consigo, comigo não vai ter jeito, deu certo com ela, mas por que vai dar certo comigo?"

Essas vozes e frases ecoam na cabeça das mulheres que chegam ao meu programa.

Ecoam também nas minhas seguidoras que descobrem a diástase e não sabem o caminho para revertê-la.

Essas vozes inimigas sabotadoras são exatamente as vozes que alimentam outros elementos sabotadores, entre eles dois que são muito traiçoeiros: o pessimismo e o vitimismo.

Eles caminham juntos.

Essas vozes ficam gritando no seu íntimo e na sua mente todas as coisas e palavras que a colocam cada vez mais para baixo.

E sabe o que é o mais incrível?

É sempre o mesmo discurso.

"Não vai dar certo, você não consegue, com você não tem jeito, isso tá difícil, você está péssima!"

Meu Deus... quando é que ela, a voz, vai falar coisas boas?

Sabe quando?

Quando a gente decidir colocar coisas boas no lugar dela, vozes boas, sentimentos bons, sentimentos que colocam você para cima.

Vencer essas vozes inimigas é uma decisão!

Primeiro, você começa reconhecendo essas vozes, depois, passa a identificá-las durante o seu dia, no momento e nas atitudes em que elas surgem.

E, então, mudando suas atitudes diante das situações em que elas gritam.

Portanto, isso só se faz com um movimento, uma ação de treinamento e fé.

Fé? Sim... fé!

Para vencer murmurações, pensamentos negativos, agir diferente e conquistar a confiança para enfrentar seus medos, é necessário que a fé nasça em você. Acreditar que há um caminho, que há uma esperança.

Esse é o primeiro passo da fé.

E vencer tudo isso está ligado a um processo e a uma decisão de deixar de lado o pessimismo e, principalmente, de "se fazer de vítima" da situação.

Talvez você tenha se sentido mal quando mencionei sobre "se fazer de vítima".

Eu sei que ninguém gosta de ser chamado de vítima. Parece que, naturalmente, um crítico nasce dentro de você.

Automaticamente, você diz: "Eu não sou vítima."

Então, eu a convido a uma reflexão. Será que não está sendo mesmo?

Vamos entender, de fato, o sentimento de ser vítima?

- Pessoa que não se responsabiliza por seus erros.
- Pessoa que fica estagnada no seu próprio vitimismo.

Toda vez que se coloca nessa posição de "eu não consigo, comigo não vai dar certo", você pode não saber, mas está assumindo, sim, uma postura de vítima.

Porque, se você assumisse uma postura contrária, estaria trabalhando insistentemente para encontrar uma forma de vencer a diástase. E, acima de tudo, mesmo diante de tantas tentativas que não deram certo, lendo e entendendo tudo o que estou explicando, deveria acender uma luz de esperança.

Numa enquete que fiz sobre o que as mulheres estavam fazendo para cuidar da diástase, a resposta mais dada foi: *eu desisti*.

Só desiste quem se sente derrotado e vítima da situação.

E isso está intimamente ligado ao pessimismo.

Por que mostro tantos casos que estão dando certo e logo você pensa que com você não daria? Ou pensa... será?!

Esses sentimentos já a sabotam sem nem ao menos você se dar uma chance ou pensar em ter uma chance de tentar.

E o fato é que muitas mulheres já assumem que não dará certo por causa desse sentimento negativo de vitimização.

O próprio medo de não dar certo já as faz se colocarem nessa posição de vítima.

Então, vamos refletir mais uma vez...

Por que realmente não daria certo com você?

Se tem dado certo com tantas, por que não daria certo com você?

Fazendo essa análise, desvendando esses porquês, você conseguirá identificar os motivos que talvez a estejam fazendo se sabotar.

Você já teve experiências anteriores que não deram certo?

Este livro é um bom instrumento para você entender por que as experiências anteriores não deram certo. Identifique quais foram essas experiências e saia desse ciclo de derrota.

Nesse caminho de autoanálise, observe se ao seu lado também não estão pessoas com perfil vitimista ou pessimista. Ou, ainda, sem você perceber, pessoas que têm o prazer de colocá-la para baixo e deixar sua autoestima ainda pior.

Essas vozes também são cruéis e sempre tentam fazê-la voltar. São pessoas tóxicas.

Lição de ação – superdica da especialista

Cuidado com as vozes das pessoas tóxicas, improdutivas e invejosas.

Durante o dia todo temos que matá-las e dominá-las.

Quando decidimos que elas não têm mais poder sobre nós, vamos ganhando força para matá-las:

Faça uma lista com as vozes inimigas que assombram você e que não param de falar na sua mente, trocando-as por frases e palavras de vitória, como:

- Eu não consigo x *eu vou conseguir – eu consigo conquistar.*
- Minha barriga não tem jeito x *nossa, que resultado incrível; se ela conseguiu, eu também vou conseguir.*
- Minha barriga está muito detonada x *minha barriga vai melhorar; vou vencer pouco a pouco até estar completa.*
- Meu caso é diferente x *eu não tenho nada de diferente; se essas mulheres conseguiram, eu também vou conseguir.*
- Eu não tenho tempo x *com essa organização e rotina, eu vou conseguir.*

Vamos aplicar os 4 passos e vencer o vitimismo?

Sabotador "preguiça" e "não gosto" de exercícios

Ao ler o título deste tópico – preguiça –, você pode pensar assim: "Gizele, você está brincando ao dizer para uma mãe que ela tem preguiça...".

Mas a preguiça a que me refiro aqui é aquela que bate para fazer exercícios.

Lembre-se: o único caminho para a reversão da diástase sem a cirurgia é fazendo exercícios. E fazer exercícios sempre esbarra na preguiça.

É normal ter preguiça. Se a gente deixa os exercícios de lado e dá uma desculpinha, passa o dia e não faz.

Com certeza, você não é a única que tem preguiça para fazer exercícios.

Se falar que não tem preguiça para fazê-los, aí é que eu vou pensar que há algo anormal!

Por isso a preguiça é um dos sabotadores. Ela está, sim, ligada a muitos sentimentos e comportamentos sabotadores, uma vez que o caminho para vencer a diástase passa pelo exercício.

Já relatei os vários benefícios que os exercícios trazem para a sua saúde. Naturalmente, nós nos acostumamos com eles, mesmo que você ainda sinta preguiça. E aos poucos vamos sentindo falta, quando não os fazemos.

É preciso determinação para vencer a preguiça.

Condutas de comportamento que não foram trabalhadas em sua vida geram falta de ação, movimento, energia, vitalidade, organização.

Lição de ação – superdica da especialista

Crie uma rotina para o seu dia que abranja os exercícios: os exercícios devem passar a fazer parte do seu dia, da sua agenda, e você precisa criar o hábito de que tal horário é para os exercícios. Com isso, seu cérebro vai sabotá-la menos e condicionar que isso já faz parte do seu dia.

Analise tudo aquilo que falei sobre organização e rotina, dessa forma, a preguiça não vai dominar o seu dia: gosto de fazer um mapa mesmo da semana, colocando todos os dias, horários, tarefas nele, para ter uma visão ampla do que preciso fazer. Por exemplo, eu treino às 9 horas da manhã porque já deu tempo de mandar a minha filha para a escola, tomar um café e organizar as tarefas do dia com minha equipe. Eu já acordo e coloco a roupa de ginástica para não ter erro e não me sabotar.

Outro exemplo: a influenciadora materna Julliana Araes (@ju.araes), minha aluna nos EUA, cujo caso relatei aqui, deixa os looks de treino e os looks do dia já separados na noite anterior. Dessa forma, quando acorda, ela já sabe que tem que fazer os exercícios. Também não perde tempo procurando roupa.

Ao mapear o seu dia, encontre um horário ou algumas brechas no meio da sua rotina para encaixar os exercícios.

Comece! Sem desculpas, apenas comece! Mesmo que você falhe uns dias, permaneça fazendo quando conseguir. Aos poucos, você irá se ajustando e sua rotina vai sendo estabelecida. Não se sabote! Se alguma coisa der errado, amanhã será um dia melhor. Desanimar diante de um dia ruim, ou um dia em que não conseguiu fazer os exercícios, é um erro típico.

Alguma coisa deu errado e você não conseguiu cumprir?

Amanhã conseguirá, só não desista: é exatamente em uma situação como essa que muitas mulheres são pegas pelo vitimismo e se desmotivam por causa de um dia que não deu certo.

Faça o que tem que fazer: para exercícios, é mais ou menos assim. Você precisa fazer e pronto! E para a diástase, mais ainda, porque não existe possibilidade de revertê-la sem fazer exercícios. Então, você tem que fazer e pronto!

Você já encontrou a razão que a moverá a fazer exercícios?

Identifique a sensação de missão cumprida após seu treino feito: ah, esse bem-estar! Sinta e deixe essa sensação movê-la para se manter ativa. Essa memória do bem-estar a ajuda a vencer a preguiça ou as desculpas.

A endorfina liberada, conhecida como o "hormônio da felicidade", e outros neurotransmissores associados ao bem-estar, como vimos anteriormente, ajudam você a se manter ativa. Deixam seu cérebro perceptível a este bem-estar. Então, cada vez que a preguiça aparecer, despreze esta voz sabotadora e lembre-se da sensação de bem-estar.

Alguns estudos mostram que os exercícios estimulam áreas que regulam o humor, trazendo satisfação.

Todos procuram um milagre imediato para resolver o que não gostam no seu corpo, mas não entendem que o verdadeiro milagre é encontrar algo que os leve para a cura, melhora ou possibilidade de ter seu problema controlado: essa é a última dica para vencer a preguiça e a falta de gosto por fazer exercícios.

No caso da diástase, é exatamente isso. Existem exercícios que a conduzem ao caminho do milagre. Porém, você tem que trilhar este caminho.

Durante anos, as mulheres tinham como esperança a melhora da diástase apenas com cirurgia. E no meu caminho profissional, e como pesquisadora e acadêmica, encontrei um milagre.

Assim, posso afirmar que as duas coisas que você precisa são:
- Acreditar que os exercícios especializados são positivos e podem reverter uma diástase; e,
- Vencer a barreira do exercício, da disciplina e do "eu não consigo" para chegar ao seu resultado.

Vamos virar esse jogo?

Você consegue se comprometer consigo mesma?

No próximo capítulo, tenho uma surpresa para você.

7 SUA BARRIGA DE VOLTA: O PRÓXIMO PASSO PARA UMA BARRIGA SEM DIÁSTASE

"O dia em que medi a diástase pela primeira vez, ela tinha três dedos de abertura. Os meus três dedos entravam até o fim, marcando a profundidade de fora a fora. Meu assoalho pélvico era tão fraco que precisava ir ao banheiro a cada quarenta minutos. Eu não podia sair sem pensar se ia ter um banheiro no lugar.
Recuperei meu corpo e fui a única mulher a passar no teste para a polícia. Não imagina o filme que passou na minha cabeça."
Ester – Inglaterra

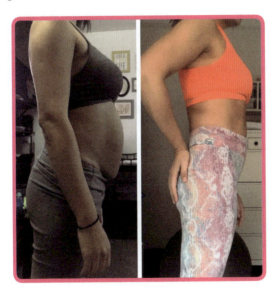

Chegamos ao último capítulo.

E ele, se você aceitar meu desafio, poderá ser o último passo na sua jornada para ter sua barriga de volta, resgatar sua autoestima e vestir a roupa que quiser.

Com todas essas informações que compartilhei nos capítulos anteriores, você agora está livre dos mitos, do desconhecimento e de toda a desinformação que a fazia não ter esperança.

Está livre também para enfrentar todos os pensamentos e atitudes sabotadoras.

Você tem as armas para iniciar sua jornada contra o medo e também contra as incertezas de conseguir, porque agora entende e sabe o que é a diástase e tudo o que ela causa no seu corpo.

Desconstruí até um dos mais fortes e populares mitos e conceitos: a cinta modeladora, a verdade cruel de que ela não vai ajudar em nada, além de poder piorar a situação e fazer com que você fique mais escrava dela.

E passamos pelas verdades escondidas sobre os riscos e sequelas da abdominoplastia e também do porquê de muitas mulheres fazerem exercícios e eles não darem certo. Falamos também da grande diferença entre os exercícios certos e especializados.

Esclareci a razão pela qual você fazer os exercícios certos é melhor que passar por uma cirurgia ou qualquer coisa que você pense em fazer.

Você entendeu que tem jeito e finalmente compreendeu por que sua barriga está assim!

Eu busquei, por meio deste livro, dar todas as armas para você *vencer a diástase*.

Desde o conhecimento até o caminho, o passo a passo que você pode ter com o meu programa.

No capítulo 4, passei alguns exercícios que são a base do meu programa, os pilares do Mães Sem Diástase.

Isso tudo para que você possa sentir no seu corpo um pouco dos efeitos, percebendo também como ele reage.

> A minha maior missão com este livro é fazer você entender que pode *vencer a diástase*.

Agora, quero convidá-la a vencer o medo.

É preciso bastante coragem para vencer o medo.

Mas, se você tiver uma meta muita clara, é possível vencer esse medo que toda mulher tem de tentar e não dar certo.

O seu sonho vai ajudar.

Vamos resgatar o seu sonho?

Com o que você sonha?

Colocar seu biquíni e se sentir linda de novo?

Ter de volta a barriga retinha que possuía antes? Ou até mesmo ter a barriga que nunca teve?

Nunca mais ter vergonha do seu marido e voltar a sentir prazer na sua relação?

Voltar a colocar uma roupa colada, justa e que mostre de novo sua cintura?

Não ser mais escrava da cinta sufocante e apertada, nunca mais morrer de calor ou ficar respirando forçado porque não vive sem cinta por causa da barriga?

Sentir-se bem de novo na frente do espelho?

Viu quantas coisas maravilhosas você pode conquistar?

Se a dúvida que paira na sua cabeça é "elas conseguem, mas será que eu consigo?", então vou lhe dizer que, além de tudo o que eu já expliquei nos capítulos anteriores, você precisa vencer esse medo e essa descrença.

O medo de tentar deve ser canalizado para o medo de ficar assim.

Medo de não tentar.

Nunca tenha medo de tentar!

Porque esta é a nossa vida. Tentativas desde o nosso nascimento.

A frase certa e que vence esse medo é:

"Se elas conseguem, eu também consigo."

Meu método revolucionário de exercícios reverteu casos de mulheres que já não acreditavam mais em si mesmas, mas que deram o passo certo para vencer o medo, para vencer a diástase.

Mulheres que não aguentam mais a tristeza, a vergonha, a sensação de fracasso, a insegurança... e muitas até já tentaram de tudo – algumas delas vivendo praticamente de alface.

Mulheres que transportavam inconscientemente sua insatisfação para seu casamento e relacionamentos.

Eu estou aqui para ajudar você. Essa é a minha missão, este é o meu propósito de vida.

Para ajudá-la ainda mais a alcançar a barriga dos seus sonhos, preparei um presente muito especial para você, minha leitora: o e-book *Mamãe sem dor nas costas*.

Você pode baixá-lo por meio deste QR Code:

Agora que você conhece meu método, conto com você para realizar minha missão de ajudar as mulheres de todo o Brasil a terem a barriga dos sonhos.

Poste uma foto do livro no seu Instagram, usando as hashtags #vencendoadiastase – #euvenciadiastase – #timemaessemdiastase

Marque sua postagem com @gizelemonteiro.

Compartilharei sua foto e conhecerei você!

Deus a abençoe!

- instagram.com/gizelemonteiro
- youtube.com/gizelemonteiro
- gizelemonteiro.com.br/

Para você que leu este livro e deseja participar do meu programa, preparei um cupom especial, por meio do qual você terá um benefício exclusivo como leitora. Basta apontar a câmera do seu celular para o QR Code abaixo e usar o cupom: VENCENDOADIASTASE.

AGRADECIMENTOS

Aquele que tem um mentor entende o verdadeiro valor do conselho.

Apóstolo Estevam e Bispa Sônia, que nos trazem a palavra profética que ordena a benção de Deus sobre nossa vida.

Jober Chaves, que enxergou o diamante precioso em mim e no que eu fazia.

Natanael Oliveira, que, com sua sabedoria, teve grande participação para que este livro se tornasse realidade.

Marcus Marques, que tem me ensinado a ser uma empreendedora obstinada.

Everton Rosa, que toca nossa alma com sabedoria ensinando-nos a enxergar o valor da nossa imagem e a essência dela. "Porque, como imagina em sua alma, assim ele é". (Provérbios 23:7)

Erico Rocha, que foi uma inspiração e nos ensinou tanto.

Luciana Rocha, que me ajudou muito a traçar as metas para que este livro se tornasse realidade.

A todo o nosso Time, obrigada por cuidarem com grande amor e carinho das nossas alunas e de todo o nosso projeto.

A todas as minhas alunas, por acreditarem que é possível e despertarem em mim o desejo de fazer cada dia melhor!

Às minhas seguidoras, que me inspiram em todos os meus canais: Instagram, YouTube, blog.

Créditos das imagens

Andrey_Popov/Shutterstock: p. 134
BSIP/Colaborador/Getty Images: p. 141
EvgeniiAnd/iStock: p. 50 (acima)
Arquivo pessoal Gizele Monteiro: p. 15, 22, 23, 46, 48, 115, 116
Ilustrações de Cissa Araujo: p. 16, 40, 44, 45, 50 (abaixo), 51, 54 (abaixo), 57 (abaixo), 60, 61, 77, 78, 81, 85, 87, 89, 90, 91, 92, 95, 98, 99, 100, 101, 103, 104, 105, 106, 113, 114 (abaixo), 125, 136, 137, 143, 165.
Imagens gentilmente cedidas pelas minhas queridas alunas: p. 24, 26, 29, 35, 42 (acima), 47, 49 (acima), 52, 53, 54 (acima), 57 (acima), 65, 71, 72, 73, 83, 108, 109, 110, 111, 114 (acima), 119, 123, 133, 146, 147, 149, 159, 160, 164, 175
Ira Shpiller: p. 37
RobertoDavid/Getty Images: p. 142
Sorapop Udomsri/Shutterstock: p. 42 (acima)
Tetiana Mandziuk/Getty Images: p. 49 (abaixo)

FONTES Register, Solido Condensed
PAPEL Alta Alvura 90 g/m²
IMPRESSÃO RR Donnelley